AF298148

ÉTUDES

SUR

LE TÆNIA

OU

DE LA NON - SOLITARITÉ DU VER SOLITAIRE

DE SES EFFETS SUR L'ORGANISME

ET DE SON TRAITEMENT

Par le D.ʳ J.-Max-Louis LESPÉS,

MÉDECIN DES ÉPIDÉMIES DE L'ARRONDISSEMENT DE SAINT-SEVER,
ANCIEN PRÉSIDENT DE L'ASSOCIATION FORMÉE EN 1847 PAR LES MÉDECINS
ET PHARMACIENS DU MÊME ARRONDISSEMENT.

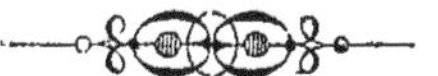

> Les erreurs, une fois classiques,
> ne se dissipent pas aisément.
> (D.ʳ BROCA, du *Mal vertébral*).

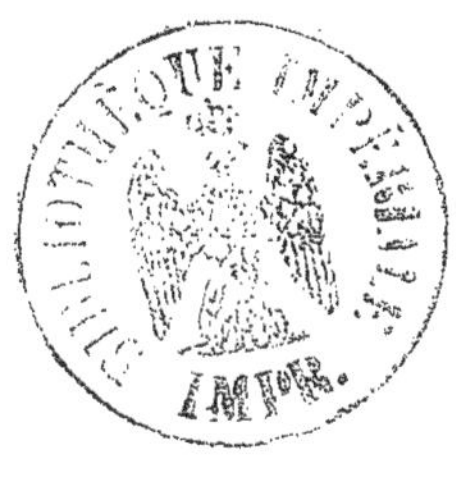

SAINT-SEVER,

IMPRIMERIE DE P. SERRES, LIBRAIRE ET MARCHAND DE PAPIERS.

1858.

ÉTUDES SUR LE TÆNIA

OU

DE LA NON-SOLITARITÉ DU VER SOLITAIRE

DE SES EFFETS SUR L'ORGANISME

ET DE SON TRAITEMENT.

Sans être extrêmement rares, les cas de tænia ne se présentent pas, cependant, très-communément dans la pratique médicale. Des circonstances particulières m'ont mis à même d'en recueillir plusieurs et de constater certains faits qui ne concordent pas avec les données généralement admises; comme aussi elles m'ont été l'occasion de vérifier des points essentiels d'expérience qui ont été parfois et naguère encore contestés, mais dont il importe que la réalité soit maintenue dans le triple intérêt de la vérité, de l'art et des malades. Ces circonstances, les voici : le médecin portugais Gomez avait, vers 1822, publié dans son pays quelques observations qui remettaient en mémoire aux praticiens, après un long oubli, la puissante efficacité de la racine du grenadier contre cette affection. Son travail se répandit peu à peu dans les autres contrées de l'Europe; des médecins français qui en eurent connaissance, entr'autres Mérat et le docteur Bourgeoise, répétèrent les expériences de Gomez et obtinrent comme lui les meilleurs résultats. Dès 1824, Bourgeoise réunit en un corps de petite brochure le récit de ses observations, et fit hommage de son opuscule à divers de ses confrères et amis. Je suivais alors la pratique de l'un d'eux dans Paris, et je dus à cette situation d'avoir pu connaître des premiers un écrit qui ne recevait qu'une publicité fort restreinte. J'eus encore cet avantage que l'occasion d'appliquer les notions que j'y avais puisées ne se fit pas longuement attendre ; il n'y avait pas deux ans que j'exerçais la médecine quand elle s'offrit à moi. M. S., habitant d'une localité voisine de ma résidence, alors âgé de trente et quelques années, était affecté du tænia depuis longtemps ; lorsqu'il vint me consulter sur les moyens auxquels il devait recourir pour s'en délivrer, il me dit avoir épuisé tous les traitements jusque là connus et usités, ceux qu'avait pu lui indiquer la médecine instruite et rationnelle, et ceux que lui avait suggérés la science des orviétans. Il avait inutilement essayé de tous, y compris les plus violents et les plus bizarres ; tous avaient échoué. Une décoction convenablement préparée et convenablement prise d'écorce de racine de grenadier, fit en quelques heures ce que n'avait pu faire le long emploi de tant d'arcanes. Quoiqu'il fut bien malade alors, et malade, disait-il lui-même, autant par l'effet des remèdes que par ceux de la maladie, M. S. vécut encore bien des années, car il n'est mort qu'en 1854, après avoir, depuis sa délivrance, joui longtemps d'une excellente santé. Ce succès, on le conçoit, amena vers moi d'autres consultants, et je vis à mon tour s'ouvrir dans ma pratique une série d'observations de tænias. J'en avais déjà noté un certain nombre quand m'en advint une propre plus que nulle autre à hâter mon enseignement sur le sujet ; celle-là, je la recueillis sur moi-même. Après un temps assez long de langueur et de souffrance, le signe indiscutable, le signe pathognomonique de la présence du tænia dans l'intestin, c'est-à-dire la sortie d'anneaux ou zoonites, fixa d'une façon péremptoire mon diagnostic et me dit ce que j'avais à faire pour me guérir. Ayant pu me procurer, dans un état encore satisfaisant de fraîcheur, de la racine de grenadier de Portugal que, sur la réputation qui lui avait été faite, je croyais encore alors plus sûr dans son action que celui de notre pays, ce fut de celui-là que je pris. La réussite fut prompte et entière, et ma collection de tænias commencée s'enrichit d'un échantillon qui mesure plus de dix mètres non interrompus de longueur. Cette particularité ne demeura pas plus que le fait précédent ignorée et il s'ensuivit, on le comprendra de même, que, dans les années qui se sont écoulées depuis, d'autres cas vinrent s'ajouter à ceux que je possédais déjà. J'en compte aujourd'hui plus de vingt.

On voit que les moyens d'étudier ce ver parasite de l'homme ne
m'ont pas fait défaut, et que les matériaux nécessaires pour m'éclairer
sur les diverses et intéressantes questions que peut soulever son histoire
me sont exceptionnellement échus. De l'examen attentif et persévérant
que j'en ai fait sont sorties des révélations qui, si je ne m'abuse, méri-
taient d'être conservées. Je me suis, à leur propos, souvenu des paroles
d'un homme, ardent investigateur dans sa spécialité, qui a laissé il y a
encore peu de temps, un vide douloureux dans les rangs de l'art
français, du professeur Roux, disant : « Dans une carrière où l'obser-
» vation est une source inépuisable de lumières, et ajoute sans cesse
» à la somme des connaissances acquises, chacun est comptable aux
» autres des fruits de son expérience. » Ce vœu presque suprême
exprimé par l'un des plus aimés et des plus respectés de nos maîtres,
ce legs humanitaire formulé dans une de ses dernières œuvres, Roux
l'adressait à nous tous indistinctement, professeurs renommés ou praticiens obscurs, coryphées éminents ou adeptes isolés de la science et
de l'art; tous, il nous conviait à y faire honneur. Là s'est fortifiée, je
pourrais presque dire là est née ma résolution de faire connaître ce
que j'ai observé.

Celles des questions auxquelles j'ai cru utile de consacrer les ré-
flexions que l'on va lire ont trait à trois chefs principaux : 1°. l'organisation du tænia; 2°. l'effet, à quelques égards, que produit sa
présence dans l'économie humaine ; 3°. enfin, la valeur comparative
de la racine du grenadier comme moyen de l'en expulser.

I.

DE L'ORGANISATION DU TÆNIA.

Presque tout le monde connaît les caractères physiques et apparents,
c'est-à-dire la conformation extérieure de ce ver intestinal. Comme sa
description devra nécessairement précéder l'examen que je me propose
de faire de ce qui a été enseigné jusqu'à nous touchant sa nature
intime et son mode d'organisation, je m'abstiens, pour ne pas faire un

double emploi, de la donner ici, où serait sa place, et je me borne à dire qu'on n'en admet aujourd'hui que deux variétés, le *tænia lata* ou *botriocéphale* et le *tænia solium*, le plus commun des deux, à beaucoup près, dans l'Europe moyenne, en France particulièrement. Au reste, la ressemblance entr'eux est si grande et l'emporte tellement sur les quelques traits différentiels en vertu desquels on les sépare, que je n'ai pas à me préoccuper de la distinction qu'on établit, mes remarques s'appliquant indifféremment à l'une et à l'autre variétés.

Les nombreux auteurs qui ont écrit sur le tænia sont à peu près unanimes pour affirmer qu'il vit seul et qu'on le trouve toujours seul dans les entrailles d'une personne. On croit, par suite, que de là lui est venue la dénomination de *Ver solitaire*. Je dois le dire, cependant, il s'est trouvé de nos jours quelques écrivains qui ont mis en doute cette solitude constante du tænia. Dans le nombre figure l'auteur du *Faune des médecins*, Hyp. Clocquet, qui cite un exemple emprunté à Dehaen et un autre pris dans Bremser. Puis, Ach. Richard qui, dans ses *Éléments d'histoire naturelle médicale*, dit : « Il » paraît certain que l'on peut trouver plusieurs individus de ce ver » chez la même personne. » L'auteur de l'*Histoire naturelle des droguees simples*, M. Guibourt, dit de son côté : « On a cru long-temps » qu'il n'y avait jamais qu'un seul tænia à la fois dans le tube intestinal ; » mais on a vu des malades en rendre simultanément deux ou trois, » et on cite une femme qui en a rendu dix-huit dans l'espace de » quelques jours. » Sans prétendre nullement contester le savoir de ces professeurs distingués, je me permettrai pourtant de faire remarquer qu'ils n'ont été, aucuns, des hommes de pratique. La forme même du langage qu'ils emploient indique que leur opinion à ce sujet ne repose point sur des faits provenant de leur propre et personnelle observation. Leur dire n'est donc qu'une assertion vague, absolument dénuée de preuves. Les deux derniers ne font même pas connaître par un seul mot la source où ils en ont puisé les motifs, et les faits auxquels ils font allusion ne sont, d'ailleurs, autres que ceux rappelés par Clocquet, c'est-à-dire, toujours les mêmes reproduits, par tous les écrivains, successivement. Bréra qui, au contraire, était un grand praticien et qui, en outre, a consacré les fruits d'une érudition des plus étendues à la rédaction de son *Traité des maladies vermineuses et d'histoire naturelle des vers intestinaux*, Bréra professe l'opinion opposée et, cette opinion, non-seulement il la base sur sa propre expé-

rience, mais encore sur le témoignage des helminthologues ses prédécesseurs, parmi lesquels il cite les grands noms de Linné et de Pallas.
L'homme qui, parmi nos contemporains, a le plus étudié le tænia et sa
thérapeutique, qui s'était, pour ainsi dire, fait de ce sujet une spécialité, Mérat, après avoir rapporté dans un livre qui résume ses longs
travaux sur la matière près de deux cents observations recueillies par
d'autres et par lui-même, exprime sa pensée sur ce point dans un apho-
risme ainsi conçu ; « Le tænia, dans le très-grand nombre de cas, est
» unique. » Encore, rien ne s'opposait-il à ce qu'il fut plus net et plus
absolu, car, de la lecture attentive d'aucun des cas si nombreux qu'il
relate, ne ressort explicitement la preuve que le même individu ait
porté en même temps deux de ces parasites dans ses entrailles. Si,
après ces puissants témoignages, le mien peut à son tour être de quelque
poids, j'ajouterai que jamais, pour si complet et si radical qu'ait été le
succès de la médication mise en usage, je n'ai vu la même personne
rendre deux tænias. Il paraît donc bien certain que le tænia, tel que
le comprennent les auteurs, vit constamment seul dans les intestins du
même homme ; qu'en un mot, il ne s'y trouve jamais qu'une seulement
de ces longues chaînes vermineuses que l'on connaît sous ce nom. Dans
les cas qui semblent faire exception, dans ces cas dont, il faut bien le
remarquer, la rareté est si grande qu'on ne mentionne jamais que
ceux de Dehaen et de Bremser, une erreur a pu être aisément commise
et l'a été probablement. Il arrive, en effet, souvent que, spontanément
ou sous l'action d'agents énergiques, médicamenteux ou autres, de
grandes portions de tænia se détachent de l'ensemble et sont sépa-
rément et successivement évacuées. Pour l'observateur ignorant ou
inattentif, la méprise est facile ; et, si les auteurs que l'on cite n'ont
pas eu soin de s'assurer du fait par leurs propres yeux, ils ont pu et
dû être induits en erreur par des personnes qui auront pris ces parts
du tænia pour des tænias entiers (*). On verra plus loin que ce point
de doctrine, à la fixation duquel j'ai dû m'attacher dès le début à cause
de sa généralité même, repose bien plus sur des considérations
émanant de l'ordre naturel des choses que sur des faits interprétés
dans leur isolement, et s'éclaire d'une lumière plus certaine par une

-----

(*) Voir dans Bréra un curieux passage sur ces erreurs, que l'auteur dit avoir
été bien souvent commises.

juste et saine appréciation de la structure du tænia que par l'autorité des noms.

Mais cette solitude est-elle vraie au fonds ? Est-elle réelle comme elle est apparente ? Ce ruban animal dont la longueur est si excessive, si exceptionnelle, même chez ceux de ces vers qui ne la possèdent, comparativement à d'autres de leurs similaires, que dans les plus modestes proportions, ce ruban ne constitue-t-il bien véritablement qu'un seul et même individu ? On le croit, on le professe généralement, je devrais peut-être dire universellement, aujourd'hui. La vérité m'oblige même à reconnaître que la croyance contraire, après avoir eu des adhérents, les a définitivement perdus. Les médecins arabes, au dire de Bréra, croyaient à la pluralité, à la multiplicité du corps du tænia. D'autres médecins ou naturalistes ont aussi, en divers temps, embrassé cette opinion. Valisneri et Roseinstein, beaucoup plus récemment encore Blumenbach, furent de ce nombre. Elle est de nos jours délaissée et, pour ainsi parler, dédaignée. Les auteurs, tout au plus, la mentionnent, mais c'est à titre de simple renseignement historique ; quant à la discuter, on ne l'en croit pas digne. Ce même Bréra, dont je retrouverai plus d'une fois le nom parce que, dans ses savantes recherches, il n'a omis aucun des aspects de l'histoire du tænia, ne dit à ce propos que ces mots : « Les naturalistes qui, aveuglés par » l'autorité des médecins arabes, ont cru voir dans chaque articulation » du tænia un ver particulier, sont tombés dans une grande erreur. » Hyp. Clocquet, qui avoue que l'*anatomie des tænias est très-peu avancée*, n'en parle que dans ces termes vagues et, pour ainsi dire, indifférents : « Les articulations de ce ver, détachées les unes des » autres par une circonstance quelconque, paraissent vivre encore quelque temps. » Et plus loin : « Blumenbach regarde les anneaux » qui le composent comme autant d'animaux séparés et collés l'un à » l'autre, tandis que Carlisle prétend que chaque articulation peut » donner lieu au développement d'un nouveau ver, et que Andry croit » qu'elle n'est qu'un œuf. » Le docteur Mérat se borne à ces paroles : « Quelques auteurs ont regardé le tænia comme une agglomération » de vers, parce que chaque cucurbitain ou anneau peut se mouvoir » après sa séparation même du corps de l'homme. » M. Ach. Richard qui, sur ce point comme sur beaucoup d'autres, paraît avoir purement et simplement accepté ce que disent des deux espèces ou variétés de *Rubanaires*, Bremser et Rudolphi, n'a pas même une allusion pour l'hypothèse de la pluralité. Quant à M. Guibourt, il n'accorde à cette grande et radicale question que cet énoncé seulement : « Pendant » long-temps on a regardé les articles séparés du tænia comme autant » d'animaux distincts auxquels on donnait le nom de vers cucurbitains. » Suivant d'autres, un seul de ces articles suffisait pour régénérer le » tænia ; mais cette opinion est inadmissible. Tout ce qu'il est possible » de croire, c'est qu'un tænia pourvu de sa tête et de la plus grande » partie de ses articles, puisse reproduire ceux de l'extrémité posté- » rieure, qui en ont été détachés et ont été expulsés avec les matières » fécales. Encore, Bremser n'admet-il pas cela. » Pour être aussi affir- matif et péremptoire, ce langage n'est, on en conviendra, ni plus clair, ni plus décisif. Je pourrais citer tous les helminthologues modernes sans trouver dans aucun d'eux d'autres et de meilleurs arguments que ceux qu'on vient de lire. Ainsi, les adversaires de la pluralité de constitution du corps du tænia ne se mettent pas en grands frais pour la com- battre. Cependant, si l'on soumet à un examen attentif, dans son ensemble et dans ses détails, la structure de ces animaux curieux, si l'on interprète rationnellement ceux de leurs actes fonctionnels qu'on peut saisir et constater, de bien graves objections s'élèvent dans l'esprit contre la doctrine de l'unité dans leur composition et, conséquemment, en faveur de celle qui tient leur organisation pour multiple. En outre des faits qui appartiennent au domaine de l'observation directe et topique, cette dernière thèse peut aussi invoquer à son aide les lois d'analogie qui gouvernent les œuvres de la création, et les règles d'harmonie que la nature suit, en général, dans la formation des êtres et dans les actes divers de leur existence. Interrogés avec attention, les uns et les autres répondent que pas un être animal ne vit moins solitairement que le *ver solitaire*.

Mais, avant d'aborder cette discussion, il est indispensable que je place sous les yeux des lecteurs la description qu'en font les auteurs. « Si on examine, dit Bréra, avec le plus grand soin la tête du tænia » humain et des animaux, on voit dans quelques-uns plusieurs petits » crochets ; si on les regarde avec le microscope, on voit qu'ils sont » arrangés en forme d'une double couronne, tandis que d'autres, » quoique soumises au même microscope, paraissent tout-à-fait » exemptes de cette particularité et semblent, au contraire, fournis » de bouche et de divers filaments tout autour du cou. » Linné pen- chait à croire le tænia acéphale, ainsi que d'autres naturalistes.

Malpighi, tout autrement impressionné, l'a représenté, d'après une figure grotesque qu'on voit dans l'ouvrage de Leclerc, avec une tête pourvue d'yeux, de narines, d'une bouche, de dents. De leur côté, Rudolphi et Bremser se sont assurés que souvent la tête manque; mais ils expliquent son absence, tantôt par la trop grande jeunesse, tantôt par la trop grande vieillesse du ver; et, sur tous ces points, M. Mérat se dit porté à être de l'avis de ces helminthologues. Aux organes que plusieurs observateurs désignent sous le nom de crochets, M. Ach. Richard donne la dénomination bien plus modeste de *très-petits cils*. Quant à M. Guibourt, qui semble, d'après son langage, avoir emprunté sa description à Bremser, il dit que la tête est carrée à cause de ses quatre suçoirs latéraux, et qu'elle offre au sommet un rostre très-court et très-obtus; seulement, il ajoute que de Blainville, investigateur fort sagace et fort expérimenté, cependant, n'a pu apercevoir le trou, dont, selon Bremser, serait percé ce rostre. Il déclare aussi que les crochets dont, suivant d'autres, ce dernier organe est souvent entouré, manquent dans beaucoup de tænias. En somme, les traits sous lesquels on résume la figure du tænia, soit

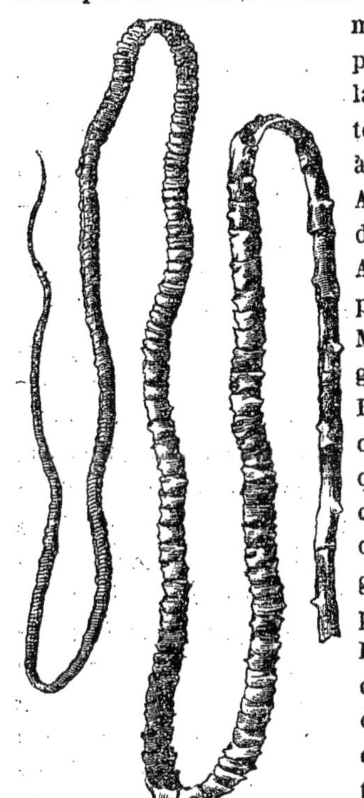

TÆNIA SOLIUM. *Ver solitaire commun* (*)

(*) Chacun admettra sans peine que nulle prétention n'a été attachée à l'exécution de nos dessins, dont nous reconnaissons très-volontiers les imperfections artistiques. L'objet que nous nous sommes proposé a été, d'abord, de donner une idée générale du tænia aux personnes qui ne le connaîtraient pas, ou de rappeler l'ensemble de sa figure à celles qui, ne l'ayant vu qu'imparfaitement, n'en auraient gardé qu'un souvenir fugitif et insuffisant pour pouvoir lui faire application du texte. Puis, nous nous sommes étudié à mettre en relief plus accusé que dans la nature celles de ses parties qui occupent la principale place dans notre argumentation : c'est le cas, surtout, d'un tubercule et de conduits qui se remarquent dans chacun des anneaux. Cette observation s'applique sur-

d'après les textes soit d'après les dessins, sont les suivants : la tête est
un cuboïde quadrilatère, un peu globuleux, à peine grosse comme
celle d'une fine épingle, souvent moindre, et alors à peu près invisible
sans le secours d'une bonne loupe. Elle porte quatre orifices papillaires
placés symétriquement à la partie antérieure, et un renflement ou
rostre dans le milieu, ayant au centre un pore presque imperceptible,
entouré dans quelques cas d'un rang ou double rang de petits crochets
disposés en couronne et visible seulement à un bon microscope.
C'est par ces quatre orifices papillaires ou suçoirs, que le ver pompe
sa nourriture, et on croit qu'il s'allonge et se rétracte à volonté pour
opérer cette fonction. Le col du tænia est long de plusieurs pouces,
filiforme, très-délicat, et composé d'articulations presque impercep-
tibles. Le corps est formé d'articulations aplaties, carrées, sub-
carrées ou allongées, à quatre côtés, dont deux latéraux libres
et deux articulés en haut et en bas. Il a rarement une demi-ligne
d'épaisseur sur une à quatre de largeur. Chaque anneau a sur le côté un
pore et quelquefois deux, opposés ou alternes, se prolongeant parfois
en un petit tube, que quelques-uns ont regardé comme l'organe
reproducteur mâle, son pénis, qui conduit a l'oviducte, et qu'on a
nommé leminisque. Chacun des anneaux renferme aussi une multitude
d'œufs. La queue du tænia est ordinairement la partie la plus épaisse
et la plus large ; elle se termine carrément, ex-abrupto, ou bien par
des articulations filiformes, comme le col ; Andry prétend même que
c'est par ce dernier mode qu'elle finit toujours, mais que si on ne voit
presque jamais le ver dans cet état, cela tient à ce que cette partie si
ténue est toujours déchirée et rejetée au dehors. Les divers anneaux
du tænia se détachent fréquemment et sont rendus isolément. On
attribue cette facilité avec laquelle ils se séparent, à leur mâturité.
Bremser dit que c'est après leur fécondation qu'ils quittent le tronc,
et sont expulsés contenant les œufs, ce qui suppose l'animal herma-

tout aux dessins partiels qu'on rencontrera plus loin. On peut tenir pour certain
que la vérité, la réalité ont été religieusement observées et scrupuleusement
reproduites ; mais il était à la fois de notre devoir et de notre intérêt de déclarer
que, voulant rendre l'existence des organes dont il s'agit sensible à tous les
yeux, c'est intentionnellement que nous en avons exagéré l'expression figurée,
et que, sciemment, nous avons ainsi ajouté aux défectuosités déjà trop grandes
de l'œuvre considérée au point de vue de l'art.

phrodite, puisqu'il est le plus souvent unique dans l'intestin. Quoiqu'il en soit, ces anneaux sont nommés cucurbitains, de la ressemblance qu'on a cru leur trouver avec les graines de courge. On voit des malades rendre des bouts de tænia, mais moins fréquemment que des anneaux isolés. Le tænia habite les intestins grêles de l'homme, où il se nourrit de la matière mucoso-chileuse qui s'y trouve. L'observation prouve qu'il peut s'éloigner de cette région, soit qu'il remonte l'intestin, soit qu'il le descende. Bremser a avancé que le tænia naît avec la totalité de ses anneaux, que ceux-ci ne font que grandir pendant la vie du ver, qu'il estime être de dix ans. Mais on lui oppose avec raison qu'on voit des malades rendre des milliers de cucurbitains, d'autres de grands bouts de ver; et pourtant avoir encore des tænias d'une excessive longueur lors de leur guérison définitive. Ce même auteur, d'accord en cela avec Rudolphi, admet enfin la génération spontanée du ver; mais, dit M. Mérat, cette opinion, si long-temps débattue, est abandonnée comme absurde. La longueur très-variable du tænia a été quelquefois, d'après divers auteurs, de plusieurs centaines de pieds.

Mais là ne se bornent pas les données sur lesquelles on fait reposer l'organisation du tænia. D'après certains helminthologues, de chacun des quatre tubercules latéraux que l'on remarque sur la tête du ver, partirait un canal parcourant latéralement aussi toute sa longueur. De la trompe centrale ou rostre, partirait également un autre canal qui, suivant le milieu du corps, se prolongerait comme les autres jusqu'à la queue, en jetant sur son parcours des rameaux dans chaque articulation, lesquels rameaux, dit Bréra, *s'anastomosent entr'eux d'une manière étonnante.* Toutefois, ajoute cet auteur, on ne sait point si ce canal moyen communique d'un anneau à l'autre, attendu que ni Pallas, ni Goëse n'ont pu l'injecter dans toute la longueur du ver, quoique Winslow assure y avoir réussi. Bréra désigne ce canal sous le nom de conduit nourricier, et prétend qu'il renferme une humeur composée de substance globuleuse et albumineuse. Les helminthologues plus modernes sont beaucoup moins explicites au sujet de ces canaux. Cependant, on voit dans le livre de M. Guibourt deux dessins de tænias entrecoupés trois ou quatre fois dans le cours de leur longueur totale, où ces grandes sections, que sépare un léger intervalle, sont indiquées comme se rattachant l'une à l'autre par un linéament qui tient la place assignée au canal central. M. Ach. Richard dit que dans chaque segment ou anneau, on remarque sur les deux côtés un conduit longitudinal et que ces deux conduits sont en communication entr'eux par des branches transversales. Ces derniers auteurs ne parlent nullement des quatre canaux qui, des tubercules ou suçoirs de la tête, iraient, selon ce qu'on a vu plus haut, sans interruption jusqu'à l'extrémité opposée. M. Mérat ne mentionne des canaux d'aucune sorte dans sa description du ver. Enfin, on voit dans le livre de M. Ach. Richard un dessin destiné à donner une idée de l'intérieur du segment et des parties qui en remplissent la cavité; on n'aperçoit sur cette coupe longitudinalement prise que deux massifs de ramifications vasculaires et, partout, des œufs disséminés dans les vides qu'elles laissent, dans les espaces compris entre leurs divisions.

Tel est le tænia sous la plume et sous le crayon des auteurs qui le considérent comme formant une individualité animale unique, tels sont les traits sous lesquels ils le décrivent et la figure sous laquelle ils le représentent. C'est la conception née de la première et simple impression produite par les dehors de l'animal et maintenue à travers les plus graves divergences de détail, à l'encontre de faits admis, énoncés par eux-mêmes et les plus propres à ébranler cette croyance dans leurs esprits. Après avoir fait du tænia un ver tout d'une pièce, il fallait accorder à cet idéal conventionnel tout ce qu'il comportait. On lui a donc attribué une tête, un cou, un corps, une queue. Rien n'a été omis, comme on l'a vu. Mais quand on remarque la profonde discordance qui règne entre ces analyses descriptives, quand on constate qu'elles sont hérissées d'assertions si diverses et si opposées, on se demande malgré soi si, dans l'étude de parties fort exigues et où la réalité est malaisement saisissable, c'est elle seule et sans mélange qui est toujours apparue au regard des explorateurs.

On entrevoit déjà par l'exposé que je viens de faire ce qu'il faut penser du tænia des auteurs, du tænia classique. Ce résumé suffit, en effet, pour montrer combien, s'accordant sur la mise en scène du tableau d'ensemble, ils s'éloignent les uns des autres touchant plusieurs particularités d'importance fondamentale. C'est au sujet de la tête principalement que s'est manifestée la diversité dans leurs appréciations. Les uns, au premier rang desquels il faut placer Linné, dont l'autorité en histoire naturelle est si grande, le disent, on le sait, acéphale, c'est-à-dire dépourvu de tête. D'autres, au contraire, non-seulement lui en donnent une, mais la pourvoient de tous les organes qu'on y voit réunis dans les animaux placés à des degrés élevés de l'échelle zoologique ; peu s'en faut qu'ils n'y aient découvert tous les attributs de la face humaine. D'autres encore prétendent que, tantôt le ver possède une tête, que tantôt il ne l'a pas ; mais ses âges divers leur rendent raison de ces différences. Leurs variantes sont aussi nombreuses et aussi saillantes en ce qui concerne les parties qui composent la tête que relativement au tout ; ils ne concordent ni sur le rostre et la trompe, ni sur les crochets ou les cils, ni sur la couronne, ni sur les tubercules ou suçoirs, ni sur les trous, ni sur aucun des traits, enfin. Il subsiste donc, évidemment, bien du doute, bien de l'incertitude et, tranchons le mot, bien de l'ignorance sur la manière dont est organisée la tête de notre entozooaire ; et il doit être bien difficile de pénétrer sa véritable structure, puisque tant d'investigateurs, parmi lesquels on compte les premiers, ceux qu'à bon droit on nomme les princes de la science, n'ont pu y parvenir et réussir à se mettre d'accord. Il serait cependant indispensable qu'on possédât de ses éléments constitutifs une connaissance précise, certaine et inaccessible à toute contestation, car tant qu'un tel vague flottera sur la nature, la forme, le nombre, jusque sur l'existence même des organes groupés, ou supposés groupés, dans cette partie du corps de l'animal, il ne sera permis de rien affirmer, ni sur le rôle et l'emploi de chacun d'eux, ni sur la destination fonctionnelle ou physiologique de leur ensemble. Mais, à quelles causes faut-il imputer cette impuissance à saisir la réalité sur un point aussi essentiel ? à quoi faut-il attribuer ces résultats, ou divers, ou contraires, ou négatifs ? Je n'ai pas à dire quel est l'instrument qui les donne, ces résultats ; chacun sait qu'on les a obtenus avec le microscope. Ferait-il donc autre chose que grossir les objets et agrandir ainsi la faculté de perception du regard de l'homme ? Question d'une trop haute et trop délicate gravité pour que j'émette sur elle un téméraire avis ! Ce qui ne peut être nié, c'est que, dans l'emploi qui en a été fait sur le tænia, les uns ont vu à travers les verres du microscope ce que d'autres n'ont pu apercevoir. Comme je n'en ai pu faire, quant à moi, qu'un usage peu expérimenté et, par cela même peu habile, je ne prouverais rien en ajoutant que l'appel le plus consciencieux à ma bonne volonté n'a pas suffi pour me faire découvrir, dans la tête notamment, tout ce qu'on y signale. Mais les faits sont là, et quels qu'aient été les moyens consacrés aux recherches, il faut bien avouer qu'elles n'ont amené que les révélations les plus incertaines, que des affirmations qui s'entre-heurtent et se nient les unes les autres, que des conclusions qui s'entre-détruisent. Auquel croire, en effet, de ces hommes qui se valent entr'eux et dont l'autorité scientifique est la même? est-ce à celui qui dit que le tænia a une tête ou à celui qui la lui dénie? Peut-on accepter l'attermoiement raisonnablement inadmissible de ceux qui la lui accordent pour certaines périodes de sa vie et la lui retirent pour d'autres? Ce que je dis de la tête prise en bloc, je puis le dire aussi de chacune de ses parties: le rostre, la couronne, les suçoirs, la trompe, les cils inoffensifs ou les crochets meurtriers, existent-ils, oui ou non? Autant de questions sans réponse certaine, lorsque chacune d'elles la voudrait péremptoire. C'est le néant sortant du cahos des opinions opposées; c'est le vide offert pour assiette à une croyance. Il n'y a donc en bonne logique qu'une conclusion à tirer de là: c'est qu'il demeure, tout au moins, douteux que le tænia ait une tête. De deux choses l'une, cependant: ou le tænia est un, et alors il lui faut une tête pour gouverner le tout, une bouche à cette tête pour alimenter ce long tube, etc.. Ou l'animal est multiple et alors, mais alors seulement, il peut, comme on le verra, s'en passer. Ce dilemne exige donc une solution, attendu que l'existence de la tête est une des pierres angulaires de la théorie unitariste; sans une démonstration irréfragable du fait, l'édifice ne peut se soutenir.

Mieux établi que celui-là, signalé d'un commun accord par tous les promoteurs de la doctrine du solitarisme malgré la flagrante contradiction qu'il implique avec elle, un autre fait me semble plus nettement encore la saper dans sa base. Ils disent, et je crois l'avoir comme eux constaté, que des œufs en nombre considérable sont contenus dans chacun des segments, dans ceux qui sont les plus développés, particulièrement. L'un des helminthologues modernes, Bremser, ajoute que c'est lorsque ces œufs sont fécondés que les anneaux, *murs* alors, sont séparés du corps du tænia et expulsés. Tous aussi octroient à chaque anneau un appareil génital. Malgré le prestige des noms, malgré le juste respect qui les environne, je me demande si, à l'endroit de ces propositions inconciliables, comme on va le voir, le don de la critique syllogistique des faits, la faculté du raisonnement, en un mot, n'a pas dormi d'un sommeil opiniâtre chez les hommes qui les ont conçues et persévéramment soutenues comme justes et fondées. A quoi donc serviraient, dans la théorie de la *solitarité*, dans le système qui dit que le tænia naît et vit toujours seul, ou, seulement, ne se rencontre jamais dans le même tube digestif qu'en nombre très-restreint, à quoi serviraient chez un animal voué à une stérilité absolue ou à peu près, chez un animal qui ne multiplie pas, je ne dis point tous ces instruments de procréation qu'on lui accorde avec une libéralité si peu conséquente, mais un seul? Pourquoi tous ces pénis, ces oviductes, ces ovaires? Eh ! quoi, tous ces œufs par myriades ne seraient formés que pour être éliminés un jour, ne seraient fécondés que pour être, comme une œuvre oiseuse, comme des produits inutiles et superflus, rejetés au dehors de l'animal? J'ose le répéter : quels que soient les égards dus aux autorités qui les abritent, de telles assertions, non-seulement ne sont pas soutenables, mais elles touchent à l'absurde. Or, l'auteur de la création ne l'est pas; il est, plus que cela, logique dans ses plans. Tout a une fin, un objet, un but dans la formation des êtres; point d'organes, ni d'appareils d'organes sans emploi, sans fonctions, sans destination. A coup sûr, l'intelligence suprême qui a fait l'univers et le dirige, ne tombe pas en de tels non-sens, en de telles dérogations aux immuables lois d'harmonie qui régissent ses œuvres. Si la nature a donné, si elle a prodigué à cet animal les organes de la reproduction, c'est pour qu'il se reproduise, c'est pour qu'il multiplie comme, en effet, il se reproduit, comme il multiplie indubitablement.

La raison, le bon sens ne tirent de semblables prémisses que cette simple et naturelle conclusion. La préoccupation systématique des unitaristes en fait sortir une autre et dit que la nature a départi, dans la mesure large et surabondante que l'on connaît, cette faculté au tænia gratuitement, infructueusement, pour n'en rien faire. Encore, l'aberration sur ce point ne gît-elle pas là tout entière. S'il est peu rationnel de tenir pour vaine et stérile la fécondité si grande du ver, il ne l'est pas davantage, sans doute, de gratifier un animal, dont on dit l'organisme unitaire d'une multitude indéfinie d'appareils chargés tous de la même fonction. C'est là, cependant, une autre inadvertance que l'on commet quand, tout en professant cette croyance, on admet, on proclame que chacun des anneaux qui composent la longue chaîne du tænia en renferme un au complet, spécialement en ce qui concerne la génération. En effet, dans toute économie animale, ou bien chaque fonction est remplie par un organe, ou bien son accomplissement est l'œuvre de deux organes, de plusieurs même, lesquels sont, ou groupés ou, du moins, reliés entr'eux par les liens d'une étroite soli-

darité, lesquels sont, en un mot, *appareillés,* et se résument par là
communauté de leur action en une seule unité fonctionnelle. Mais,
dans l'ordre naturel et régulier, on ne voit pas que cet organe ou cette
réunion d'organes soient géminés ou multiples chez le même individu
en des conditions, comme cela serait ici, d'isolement absolu et de
pleine indépendance réciproque. A quelle fin utile et plausible répon-
draient ces répétitions plus ou moins nombreuses des mêmes éléments
organiques et physiologiques? Pour si importante que soit une fonction
par son rôle dans le jeu de l'organisme, un seul appareil, soit simple,
soit composé, lui suffit. Cette attribution au tænia, considéré comme
formant une seule unité animale, de tant d'appareils identiques employés tous à la même fonction, au même travail, mais entre lesquels
n'existerait aucun des rapports accoutumés et nécessaires d'agencement synergique, supposerait un fait sans analogue. Ce fait serait
en désaccord avec tout ce qu'apprend l'observation, avec tout ce qui
ressort de l'étude analytique de l'organisation des animaux. Libres de
toute opinion préconçue au sujet de la manière d'être du tænia, les
hommes consommés dans la recherche des choses de la nature qui
ont appliqué à l'examen de ce ver leur savoir et leur expérience en
matière d'investigations, ne l'auraient pas, je crois, accepté sans scru-
pules ni doutes; leur sens scientifique et pratique se serait soulevé
contre une telle anomalie. Voyant que chaque segment du tænia
possède en soi l'ensemble d'organes grandement suffisant pour consti-
tuer un animal placé comme l'est celui-ci à un des degrés les plus
infimes de la hiérarchie zootechnique ; voyant, ainsi que l'a dit, en
termes plus justes et plus significatifs qu'il ne le croyait, le solitariste
Bréra, que chacune de *ses articulations est accomplie,* ou, en
d'autres mots, représente un organisme entier ; constatant qu'elles
sont pourvues des organes de la digestion, de la génération, même
de la locomotion (nous verrons plus tard qu'elles jouissent et usent
incontestablement de cette faculté); en présence de pareils faits, ils
se seraient demandé, avant de conclure à cette superfétation sans
pareille, si tout segment ne forme pas un être achevé, une individualité
complète. Du seuil même de cette conception, ils auraient vu se
dissiper leurs embarras : ils se seraient rendu raison alors de cette
fécondité du ver qui est à leurs yeux un fait sans but et sans objet;
ils auraient compris pourquoi ces innombrables œufs, car ils auraient
vu qu'il les faut pour engendrer ces animaux si nombreux eux-mêmes

2.

et qui, d'ailleurs, se renouvellent sans cesse; ces œufs qu'ils font, comme on l'a lu, *expulser au-dehors,* par l'unique raison que, dans leur système, ils ne leur trouvent pas d'emploi et ne savent autrement qu'en faire. Ils se seraient expliqué d'autres choses encore ; mais telle est la puissance d'un parti-pris obstiné, qu'elle ferme l'accès des meilleurs esprits aux aperçus les plus justes souvent et les plus saisissables! On ne peut découvrir la vérité quand on la cherche à travers le prisme d'une erreur première.

Mais poursuivons cette analyse et voyons si les points qui nous restent à relever contredisent ou confirment ces premières inductions. Tous les tæniologues signalent, on le sait, un petit tubercule faisant extérieurement saillie sur le corps de chaque anneau ou zoonite, lequel, dans l'une des deux variétés, le *botriocéphale,* se trouve sur l'une des faces plates du ruban, tandis que, dans l'autre, dans le *solium,* on le voit sur un de ses bords. Chez ce dernier, ainsi que je l'ai déjà relaté également, ce renflement alterne quant à sa position, c'est-à-dire que si, sur un segment, il est d'un côté, sur le suivant il est souvent du côté opposé ; mais cette alternance, de peu d'intérêt en soi, n'a rien de régulier. Quoiqu'il en soit, l'existence de cet organe est constante; on l'aperçoit dans tous les anneaux à l'œil nu et très-distinctement. Il offre l'aspect d'une bouche, d'un suçoir. — Quelle est sa fonction? Il en remplit une et une essentielle, indubitablement; l'invariabilité de son existence l'atteste. Imbus de l'idée peu admissible, comme je vais essayer de le démontrer, que le tænia se nourrit par un autre pertuis ouvert à celle de ses extrémités qu'on nomme la tête, les auteurs, en général, ont fait de celui dont je m'occupe en ce moment exclusivement l'entrée ou l'issue, plusieurs l'une et l'autre, de l'appareil de la génération. Un seul, Goëze, lui a donné un double emploi, et, disant son ouverture partagée en deux par une cloison, il a consacré l'un des passages à la génération et l'autre à la nutrition. Sans les restrictions que lui inspirèrent ses préjugés solitaristes, Goëze eut le premier aperçu et énoncé la vérité sur ce point. Mais ce n'est pas une partie seulement, comme il le dit, de la nourriture que les segments du tænia et, en même temps, le tænia lui-même, prennent par cette voie, c'est la totalité. Ils la prennent par là, car ils ne peuvent la puiser par ailleurs; j'espère en donner la preuve en vertu de plusieurs raisons. — La première, sans contredit, est celle-ci : pour que le suçoir nourricier pût avoir sa place à la tête, il faudrait que l'existence de la tête fut un peu mieux démontrée qu'elle ne l'est réellement. Or, on a vu que si certains naturalistes y croient, d'autres, autant ou plus autorisés dans la science, n'y croient pas. Il ne suffit même pas que le tænia la porte pendant une période de sa vie si, en d'autre temps, elle lui fait défaut. La tête étant absente, où serait le suçoir dont elle est le seul support? Le suçoir manquant alors, par où et comment le ver s'alimenterait-il? — En second lieu, il n'est nullement prouvé que la tête du tænia, quand il en a une, soit percée de cet indispensable pertuis chargé et chargé seul de pourvoir à sa subsistance. On se rappelle que tel d'entre les helminthologues célèbres prétendant l'avoir vu, tel autre non moins célèbre dit formellement n'avoir jamais pu le découvrir. Il ne saurait être pourtant que l'alimentation, c'est-à-dire la vie même d'un animal, dépende d'organes dont l'existence est jusqu'à ce point inconstante et même problématique. On peut affirmer que cette fonction *sine quà non* ne serait pas confiée à de tels hasards. — D'une autre part, sans anticiper sur ce que j'aurai à dire ultérieurement touchant la séparation spontanée et si fréquente des anneaux les uns d'avec les autres, j'ai à la mentionner ici comme une preuve de plus que la communication de bout à fond n'a pas lieu et, conséquemment, que la nutrition du ver ne s'opère point par la voie d'un suçoir central et d'un conduit général lui faisant suite. Cette séparation n'accuse dans aucun cas la plus légère trace de rupture et de solution de continuité ; chaque segment demeure entier et parfaitement intact. Or, quelque vestige de lésion ressortirait nécessairement aux bouts du zoonite si le canal qu'on dit les traverser tous longitudinalement et les unir ainsi les uns aux autres sans interruption existait réellement. — Enfin, ma pensée est à ce sujet obsédée par une réflexion qui, si je ne me trompe, frappera l'esprit du lecteur comme elle préoccupe le mien. Spéculativement, l'ordre de choses que je discute me semble peu satisfaire la raison. Elle a peine à concevoir cette disposition étrange en vertu de laquelle un corps ayant la longueur démesurée que l'on connaît au tænia serait desservi par une bouche, qu'on me permette le mot, plus que microscopique. Outre ce qu'il y aurait de choquant dans la disproportion, on se demande si, avec des dimensions d'une exiguité si extrême, l'instrument aurait la puissance de répondre à l'immensité des besoins; si ce pertuis qui se dérobe au regard armé d'une optique grossissant par milliers de fois les objets suffirait aux exigences alimentaires de cet être colossal et, de plus,

réputé si vorace : le tout étant grandement aggravé par la lenteur et
la difficulté des mouvements et du déplacement de la masse du ver en
quête de sa nourriture, d'un *ver,* dit Hyp. Clocquet, *qui ne se meut
qu'au moyen de mouvements d'ondulation.* — Il y a donc bien
lieu de penser, par toutes ces raisons, que l'animal dispose d'autres
instruments que ceux-là pour ingérer les substances dont il se nourrit.
Quels sont-ils? L'observateur le plus attentif n'en peut apercevoir
aucun autre que le tubercule en forme de suçoir que chaque anneau
porte sur son corps. Sa structure est, visiblement, on ne peut mieux
appropriée à un pareil usage. L'animal se nourrissant, comme tout
le monde l'admet, de mucosités et autres matières disséminées à la
surface de l'intestin, ce tubercule en relief constitue pour chacun des
anneaux un instrument de préhension parfaitement commode. Im-
mergé, pour ainsi dire, dans les flots de son aliment accoutumé, il
n'a d'autre effort à faire que de s'en saisir. Tout se réunit donc pour
démontrer que le rôle que j'assigne à cet organe est le sien; preuves
négatives et preuves positives, toutes amènent la même conclusion.
Encore puis-je ajouter à ces présomptions si puissantes que Goëze
affirme *s'être assuré que ces papilles latérales servent à la nutrition du ver,* en trouvant un *tænia suçant par leur moyen,* et
que Roseinstein a dit qu'*il s'attache avec force aux parois de l'intestin avec ses papilles,* et les regardait par ce motif *comme des
vaisseaux absorbants.* Ce dernier auteur affirme avoir vu les bords
de cette bouche *faire saillie au-dehors et rentrer en se rétractant
comme le font les lèvres des animaux supérieurs.*

Ce tubercule est donc bien, on ne peut le mettre en doute, un
suçoir nourricier. Mais comme tel, fonctionne-t-il au service du tænia
pris dans sa généralité, ou bien au service de chaque anneau considéré en particulier? Si l'on admettait la première de ces deux hypo-
thèses, il s'ensuivrait cette conséquence que le tænia est muni de
bouches par centaines, de bouches en profusion illimitée, qu'il en a,
en un mot, autant qu'il y a d'anneaux pour former sa chaine. Cela
n'est ni naturel, ni vraisemblable, et un tel luxe paraîtrait aussi exagéré, aussi injustifiable, selon les errements de la création, que celui
dont j'ai fait ressortir l'impossibilité à propos d'autres organes. Ce qui
est, au contraire, parfaitement normal, c'est que chaque animal ait
une bouche, et une bouche proportionnée à ses dimensions.
Or, nous voyons ici que chaque segment possède un tubercule

ou suçoir en rapport avec les siennes; il le possède avec une exac-titude que j'ai déjà eu occasion de signaler, avec une ponctualité qui jamais ne se dément et qui, par parenthèse, contraste d'une façon bien remarquable avec l'existence si peu authentique ou si peu constante du prétendu suçoir central et général des solitaristes. Un segment, un suçoir : il y a entre ces deux faits une telle inhérence, ils forment si évidemment un mutuel corollaire que l'un des deux paraît attaché à l'autre comme par une absolue nécessité. La seconde hypothèse a donc pour elle toutes les probabilités; c'est au segment que le tubercule appartient en propre, c'est à son usage qu'il est expressément adapté. Certes, cela seul suffirait pour imprimer à l'an-neau du tænia, au zoonite, un incontestable sceau d'individualité. Qu'est-ce, en effet, qu'une bouche, un suçoir? C'est une partie inté-grante, nécessaire, de l'appareil de la digestion; elle est l'orifice, l'entrée du tube intestinal, et le tube intestinal, c'est l'animal lui-même, car, aux termes de la philosophie d'histoire naturelle, l'être animal ramené à sa simplicité de constitution la plus rudimentaire se résout en un appareil, en un sac pour la digestion. C'est là ce que serait, accepté comme individu, le zoonite du tænia; c'est à ce type primitif et élémentaire qu'il y aurait, à peu de chose près, lieu de le rapporter. Il appartiendrait encore à ce niveau infime de l'animalité par l'homogénéité des matériaux de sa trame anatomique, ainsi que par la promptitude avec laquelle ces matériaux se désagrègent après abandon de la vie, promptitude qui l'a fait comparer, non sans vérité, par M. Mérat à une pulpe détruite et dispersée par l'évaporation peu d'instants après sa sortie du seul milieu où sa vie puisse se maintenir. C'est, au reste, là le niveau auquel je faisais allusion lorsque, en commençant l'étude que je poursuis de l'organisme du tænia, je m'attachais à apprécier ce qu'il y avait de fondé dans ce que les auteurs ont dit au sujet de sa tête, et rappelais à ce propos, par anticipation, le degré de l'échelle où il ne faut pas rechercher cette partie de l'animal.

Le zoonite est pourvu, toutefois, d'une faculté que ce dénuement et ces défectuosités organiques rendent eux-mêmes encore plus digne de remarque et qu'on croirait lui avoir été donnée comme une consé-cration de la réalité de ce caractère individuel que j'attribue à sa nature; c'est la faculté de locomotion dont il jouit isolément de l'aggrégation à laquelle il a appartenu. Il est bien certain que, même dans l'intestin, des anneaux du tænia, en nombre parfois très-grand, se séparent de la chaîne commune et s'éparpillent à des distances diverses : aussi en aperçoit-on souvent des quantités considérables éparses dans la masse des féces évacuées par les porteurs de ce ver. C'est un fait que j'ai observé bien fréquemment. Ce qui est non moins vrai, ce qu'éprouvent et constatent la plupart des personnes qui en sont affectées, c'est que, très-souvent aussi, ces zoonites s'échappent un à un, de moment en moment, par la voie de l'anus. Ils ne sont, en cette dernière circonstance, nullement *expulsés*, nullement *mêlés à des matières fécales*, comme le dit Bremser et d'autres avec lui ; l'intestin demeure absolument passif et ne se contracte aucunement sur eux pour les faire cheminer ; ils sortent seuls et sans aucun mélange ; c'est par une puissance de mouvement et de déplacement qui leur est inhérente qu'ils parcourent les distances qu'ils ont à franchir pour arriver hors des entrailles de la personne. Cette puissance même, ils doivent la déployer avec une bien notable énergie pour vaincre l'obstacle que leur oppose le sphincter de l'anus ; aussi, quand ils traversent ce défilé, a-t-on conscience de leur effort et de la résistance qu'ils rencontrent par une sensation de picotement ou de prurit qui vous avertit de leur passage. — Si le tænia était fait d'une seule pièce, est-ce qu'on verrait toutes ces choses ? Pour que, dans cette hypothèse, de tels phénomènes pussent s'accomplir, il faudrait que le ver se rompit ou fut rompu. Mais, rompu, comment et pourquoi ? en vertu de quelles causes ? pour quelle fin et dans quel objet ? par quel mécanisme ? De tout cela, rien ne se comprend, rien ne s'explique. Il faudrait aussi que l'on pût dire comment il se fait que tous ces fragments sont de grandeur absolument et invariablement uniforme, venant du même ver. On aurait encore à expliquer comment, ainsi que j'ai déjà eu occasion de le faire remarquer, on ne trouve jamais sur eux le moindre indice de solution de continuité, de violence. Que si, contrairement à toute vraisemblance, les anneaux isolés du tænia étaient le produit d'une mutilation, il est plus que douteux qu'ils pussent exécuter tant de longs et difficultueux mouvements. Pour quiconque connaît l'anatomie humaine et sait la distance qui sépare l'anus de l'intestin grêle, résidence ordinaire du tænia, pour qui n'ignore pas les circuits, les aspérités et autres obstacles semés sur ce parcours, il est malaisé de croire à cette longue pérégrination opérée d'une façon que j'oserais presque dire intentionnelle par les divisions d'un ver mis

en morceaux. On voit bien les tronçons mutilés de certains animaux
inférieurs s'agiter sur place ; mais on ne peut comparer ces mouvements
instantanés et convulsifs aux évolutions lentes et régulières des zoonites. De telles évolutions ne peuvent être le fait que de vers entiers et
intacts. Ce double attribut attaché à l'organisation des segments du
tænia, c'est-à-dire le pouvoir de se disjoindre les uns des autres sans
qu'il y ait rupture et le don de locomotion libre et franche dont jouit
chacun d'eux, donnent des arguments qui me semblent sans réplique, et
que j'ai été fondé à présenter comme le complément des preuves de
la thèse que je soutiens. Pour tout homme sans parti-pris, ces faits
sont doués d'une telle signification qu'ils avaient, seuls et sans le concours des considérations que, le premier, je leur donne pour auxiliaires dans cet écrit, servi de motifs et de base à la croyance opposée
au solitarisme. C'était sur eux que les Arabes, et d'autres après eux,
étayaient leur opinion inverse de celle-ci. Comment donc n'ont-ils
pas pu dessiller les yeux des partisans de cette doctrine ? comment se
fait-il qu'on ne leur ait pas accordé même les honneurs d'un essai de
réfutation ? Le lecteur, cependant, est désormais à même de juger si
le système unitariste soutient les attaques d'une critique raisonnée
avec une solidité assez ferme pour légitimer un si haut dédain de la
part de ses adhérents envers l'opinion contraire.

Mais quelle est, en résumé, l'idée générale qu'il faut se former du
tænia ? Je vais essayer de dire en quoi consiste cette *agglomération*
qu'on a, sans lui consacrer, à la vérité, le moindre examen, si fière-
ment niée. Comme vivent, en général, les vers et presque tous les
insectes, de même les vers du tænia sont réunis en une troupe nombreuse ; seulement ils sont groupés d'une façon qui leur est particu-
lière, les formes qu'affecte la nature étant, à cet égard comme à tout
d'autres, inépuisablement variées. Au lieu d'être assemblés en masse,
en bloc plus ou moins serré, plus ou moins régulier, ils sont disposés
en une série et se déroulent en une chaîne. L'œil le plus ordinaire reconnaît distinctement, vers la grosse extrémité de celle-ci, leur mode

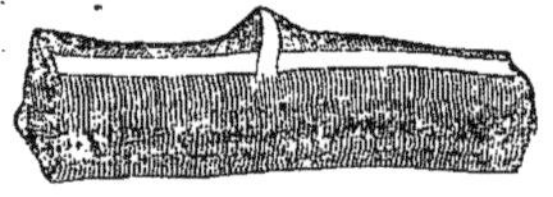

de liaison mutuelle : le bout convexe de
l'un est logé dans la concavité que présente celui qui lui correspond chez son
voisin ; c'est ainsi qu'ils s'emboîtent suc-
cessivement, se tiennent et se suivent. On comprend que, n'étant liés
entr'eux que par ces moyens d'adhérence, ils se séparent, quand l'heure

en est venue, sans effort étranger, sans difficulté et sans lésion. C'est
par le plus grand bout de la série qu'a toujours lieu cette séparation,
et la raison de cela est évidente : ceux qui quittent la chaîne sont les
adultes, ceux qui ont pris leur entier développement, ceux qui ont
assez vécu. Mais, à fur et à mesure que disparaissent ceux qui ont
fourni leur carrière, d'autres naissent et les remplacent. Là est le
secret de cette fécondité restée énigmatique pour les solitaristes, là est
l'emploi des œufs si étrangement expliqué par Bremser. Les vers nou-
vellement nés prennent leur rang à la série ; l'extrémité par laquelle
ils y figurent est, cela va de soi, celle qui offre les plus petites dimensions. Ils grandissent peu à peu et s'avancent vers le gros bout en raison
proportionnelle des départs de celui-ci et des avènements au bout
opposé de la chaîne. De la sorte, une rénovation incessante s'opère et,
cependant, cette chaîne est toujours la même ; elle est toujours le
même tænia, mais à la manière du *Vaisseau des Argonautes* qui,
refait plusieurs fois dans toutes ses pièces une à une, était néanmoins
demeuré toujours le même vaisseau.

Le joint articulaire qui relie l'un à l'autre les anneaux, ou segments,
ou cucurbitains, ou zoonites du tænia (on leur donne indistinctement
tous ces noms-là, et c'est ce que j'ai fait moi-même), ce joint qui a
manifestement lieu par invagination, comme le montre le plus super-
ficiel examen, est visible dans toute la longueur de la chaîne. On le
reconnaît, sinon toujours à l'œil nu, du moins au moyen d'une loupe de
médiocre puissance, jusque dans les parties les plus ténues, et l'on
voit que le bout convexe de l'un est invariablement engagé dans le
bout concave de l'autre ; dans beaucoup de vers amplement développés, le bourrelet circulaire qui forme le bord de celui-ci est même
en tel relief qu'à peine semble-t-il adhérer au corps de son acolyte.
Ce joint existe comme ailleurs dans la région qu'on nomme le cou, et
dont la structure, par conséquent, ne se distingue, ni de ce qui la
précède, ni de ce qui la suit. Cette appréciation n'est pas la mienne
seulement ; tous les auteurs disent de même et voici comment s'exprime
à ce sujet celui d'une des meilleures et des plus récentes études ana-
tomiques et microscopiques qui aient été faites sur le tænia, celle qui
parut en 1842 dans une publication (*) alors mensuelle dont M. le

----

(*) *Journal des Connaissances médico-chirurgicales*, p. 117, Mars.

professeur Trousseau était un des trois directeurs : « Le cou est com-
» posé de petites articulations étroites et allongées qui prennent pro-
» gressivement plus d'épaisseur à mesure qu'on avance vers le corps. »
La gradation dans les dimensions se continue là comme ailleurs
et, peut-être même, là plus exactement qu'ailleurs, car, vers la
grosse extrémité de la série, il y a, d'ordinaire, consécutivement
un nombre plus ou moins grand d'anneaux ayant de tous points
le même développement, tandis que, dans l'autre, ils deviennent successivement et régulièrement de plus en plus petits. Outre cela, le
dernier des segments, celui qui clôt le ruban à sa moindre extrémité,
apparaît, dans la très-grande majorité des cas, comme ne différant pas
des autres, sauf par ses proportions qui, nécessairement, sont réduites
encore ; c'est-à-dire que, dans presque tous les tænias, cette extrémité
se termine en pointe. « La tête des tænias » est-il dit dans ce même
travail que je viens de rappeler « est la partie la plus petite et la plus
» ténue du ver ; on ne peut la distinguer qu'à l'aide du microscope (*). »
Toutefois, je manquerais à la vérité si j'omettais de dire qu'il en est
quelques-uns chez lesquels cette extrémité présente une autre termi-
naison. Ainsi, parmi ceux que je possède, il y en a un où elle s'achève
par un renflement brièvement gradué, lequel expire par une sorte de
mufle, se rapprochant de la forme carrée, et sur lequel on aperçoit
des trous analogues à celui dont est percé chaque tubercule latéral.
Mais c'est là une conformation exceptionnelle, et j'affirme, sans
craindre d'être démenti par aucun observateur attentif et de bonne
foi, que, normalement, aucun relief particulier, aucune différence dans
la configuration, que rien, enfin, hormis une plus grande exiguité re-
lative, ne distingue des autres cet anneau extrême qu'on qualifie du
nom de tête. Ce sont, évidemment, les anomalies comme celle que je
viens de mentionner qui ont été la source principale des opinions si
diverses émises à ce sujet par les helminthologues, et dont j'ai assez
parlé à leur place. Quoiqu'il en soit, j'estime que ces faits ne sont
pas de nature à remettre en question tout ce que j'ai établi déjà.
Seulement, à ceux qui veulent que de tels renflements soient la tête,
je dirai : si c'en est une, elle n'a pas dans le tænia, il faut en con-

---

(*) *On ne connaît pas encore la tête du tænia vulgaire*, dit le savant auteur de
l'art. Helminthologie de l'Encyclopédie méthodique, 10ᵐᵉ livr., p. 116.

venir, les mêmes caractères et la même importance que chez les autres animaux, car on a la preuve irréfragable qu'il peut très-bien vivre sans elle. Ordinairement, c'est dans la tête, mais dans la tête pourvue des attributs et privilèges qui caractérisent cette partie de l'animal, que la vie est centralisée ; là, d'ailleurs, est la gouverne, là est le *chef.* Or ici, dans le tænia, il n'en est pas de même, à beaucoup près, car il n'y a plus de doutes, je puis le supposer après tout ce que j'en ai dit, sur l'absolue indépendance vitale des autres à l'égard de celle-là, ou, pour mieux dire, sur l'individuelle existence dont chacune d'elles est en possession. Sauf donc ces cas exceptionnels qui ne sauraient infirmer les preuves inexorables, je ne crains pas de les qualifier ainsi, que j'en ai données, sauf ces faits anormaux qui ne peuvent prévaloir contre des faits constants, eux, et invariables, aucun signe manifeste ne rend reconnaissable, dans toute la longueur d'un tænia, les grandes divisions en tête, cou, corps et queue, tracées par les auteurs. Ce qui, seul, est évident, c'est que la chaîne est plus large et plus épaisse à l'un de ses bouts qu'à l'autre, c'est que les anneaux appartenant à chacun des bouts ont des dimensions de longueur, de largeur et d'épaisseur proportionnellement conformes à leur position respective dans cette aggrégation rubaniforme ; à part cette inégalité de grandeur, une parité entière règne entre les segments ; les uns sont plus grands, les autres plus petits ; toute différence est là.

Quant à leur organisation intérieure, voici de quels éléments elle se compose, autant, du moins, que j'ai pu la pénétrer, elle que le zootomiste de profession Hip. Clocquet disait, il n'y a pas bien long-temps, *couverte d'un voile épais malgré les travaux et les observations multipliées de tant de célèbres investigateurs, tels que Pallas, Bosch, Bremser ,* etc. D'abord, sur certains tænias dont la transparence est très-grande, on aperçoit du dehors et en plaçant l'objet entre l'œil et une vive lumière, ce à quoi on arrive très commodément en étendant avec soin quelques anneaux sur une plaque de verre, on aperçoit, dis-je, un conduit (*)

(*) Andry avait déjà signalé ce même conduit en lui donnant exactement la direction que je lui attribue. Il le disait de même unique et indivis, tandis que, depuis, on l'a à faux décrit et représenté comme divisé et ramifié dès son départ du tubercule. Mais Andry en fesait une trachée respiratoire, au lieu d'en faire, comme cela est plus rationnel et plus vrai, un conduit nourricier.

qui part de la base du tubercule latéral béant au-dehors, et se pro-
longe en travers du segment jusqu'au milieu de la cavité. On voit de
même et aussi distinctement le double linéament ou de deux autres
conduits suivant parallèlement et de très-près ses bords longitudinaux,
ou de conduits analogues, rampant, soit vers l'axe du zoonite, soit à
d'autres points de son corps, car on remarque à cet égard comme à
d'autres beaucoup de variétés dans ces détails de structure. Mais,
nouvelle preuve, pour le dire en passant, que ces canaux sont
fractionnés avec le segment et ne dépassent pas ses limites de longueur, qu'ils ne sont pas, en un mot, le prolongement continu de
conduits enfilant toute la série d'un tænia, presque jamais les bouts
voisins et correspondants de deux canaux de segment ne s'ajustent et
ne s'abouchent entr'eux, ce qui résulte, évidemment, de ce que les

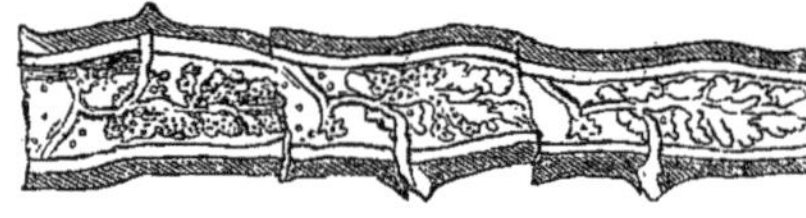

deux segments ne se rencontrent et ne s'adaptent que rarement eux-mêmes dans un état
de juxta-position exacte. Dans
la cavité même du zoonite ouvert, on peut reconnaître un massif de
ramifications vasculaires ; parmi les vides que ces ramifications laissent
entr'elles, sont disséminés des corpuscules arrondis ou ronds qui sont,
sans doute, les œufs. Je dois dire que tout cela me paraît être représenté avec assez de fidélité dans le dessin du segment partagé longitudinalement en deux qu'on voit dans l'*Histoire naturelle médicale*
d'Ach. Richard, sauf erreur qui a trait à la prétendue division
du canal transversal. Le double emploi attribué par Goëze, soit
au tubercule extérieur, soit au conduit qui lui fait suite, doit, je le
crois aussi, être admis. On se rappelle qu'il dit ces organes chargés
de la fonction génératrice et de la nutrition, simultanément et concur-
remment. Une telle promiscuité d'action entre deux appareils fonctionnels n'a rien d'étrange et peut très-bien se concevoir quand il s'agit
d'animaux placés aux plus bas étages zoologiques.

Je signalerai, enfin, comme un fait digne d'attention, l'aspect fibreux
et vraiment musculaire qui caractérise la chair des parois du sac zoonite, c'est-à-dire du corps même du segment. D'autres en avaient été
frappés avant moi, notamment Andry, l'auteur de la *Génération des
vers*. Dans l'article Tænia de la première Encyclopédie, celle de Di-
derot et d'Alembert, on dit aussi à ce sujet : « La peau du tænia en
» fait toute la substance ; c'est un véritable muscle, formé de fibres

» disposées en plusieurs sens, et entrecoupées aux jointures. » Cette texture explique le don relativement puissant de motilité dont fait preuve le segment séparé de l'agrégat, et usant seul de la pleine indépendance de ses mouvements particuliers. L'inconsistance (*) posthume de sa trame organique, toute réelle qu'elle est aussi, ne détruit point ce qu'il y a de fondé dans cette observation.

En appréciant comme je viens de le faire l'organisation du tænia, je le dépouille, il est vrai, du cachet grandiose et phénoménal empreint sur lui par le système qui en a fait une entité unitaire. Mais ce que sa nature ainsi comprise perd en merveilleux, elle le gagne en vraisemblance. Il ne s'agit plus du fait extraordinaire, exhorbitant, d'un ver qui, seul et sur un maximum extrême d'un centimètre de largeur, peut avoir, comme celui dont parle l'illustre Boerhaave, jusqu'à 375 mètres de long ; il s'agit tout simplement d'une réunion nombreuse de vers, n'offrant rien d'anormal ni dans les formes, ni dans les proportions et qui, rangés bout à bout, produisent un cordon d'une longueur indéfinie comme l'est leur nombre. Il n'y a, pour la raison humaine, aucune répugnance à croire au second fait, tandis que le premier, soumis au creuzet de la réflexion, sera toujours difficilement accepté par elle. Il est un autre fait qui, regardé au point de vue unitariste, produisait aussi l'étonnement ; c'est la solitude du tænia, cette solitude qui a donné lieu à tant de dissertations et à tant de controverses, qui a été tant de fois annoncée et tant de fois niée, et dont j'affirmais dès le début la réalité, pour ainsi dire, nécessaire. On en était à bon droit surpris et une réaction spontanée et instinctive s'élevait dans l'esprit contre cette pensée, non eu égard à l'impénétrable obscurité de l'origine première du ver et à l'inconnu de son ascendance : elle lui est[t] commune avec tant d'autres êtres d'ordre inférieur !... mais, tout en lui et hors de lui, les données connues de son organisation comme les

____

(*) Ce qui prouve que cette inconsistance de la chair du cadavre du tænia n'implique pas contradiction avec un degré remarquable de ténacité, c'est la longue, l'indéfinie conservation dont elle est susceptible dans l'esprit de vin ou autres excipients préservateurs. On le voit là, après bien des années, tel, absolument, que le jour où il y fut placé. Il est, sans doute, dans les propriétés de l'air atmosphérique de produire sa prompte destruction ; mais il est évident qu'entourée d'agents d'une autre nature, soit pendant la vie, soit après la mort, cette chair se montre douée d'une force notable de cohésion et de résistance.

déductions issues de l'analogie, tout protestait contre l'hypothèse d'une improductivité obstinée et d'un perpétuel isolement. Or, ce qui cadrait si mal avec l'unitarisme devient, dans l'ordre d'idées que je soutiens, quelque chose de parfaitement naturel. En effet, puisque le mode d'agrégation que nous savons maintenant être propre aux vers du tænia est celui auquel, de par leur nature, ils doivent se conformer, il n'y a rien d'étrange à ce que tous ceux qui se trouvent dans le même habitacle lui obéissent, à ce que tous se rallient à une même et seule chaîne, à ce que, en un mot, il ne se forme dans le foyer de leur commune résidence qu'une seule agglomération, et non plusieurs. C'est la loi de leur origine, et ils lui sont servilement fidèles, comme tant d'autres insectes et vers de même souche se groupent et vivent inséparablement en un bloc unique. Nous voyons actuellement quel est le vrai *solitaire;* c'est un agrégat, non un ver. L'appellation avait sa raison d'être, mais elle portait à faux quant à son objet. Enfin, une conséquence de peu d'importance, mais qu'il me faut signaler cependant, sort encore de cette étude, si ce que j'avance est le vrai : c'est que les noms affectés par les auteurs à chacune des extrémités du tænia ne peuvent pas rester les mêmes. Ils nomment la plus petite la tête et la plus grosse la queue : c'est l'inverse qu'il faudrait dire. La tête doit être celle où se trouvent les premiers nés d'entre les vers, ceux qui engendrent les autres; et il faut évidemment désigner sous le nom de queue celle où se sont rangés les derniers venus, ceux qui y ont pris le plus récemment leur place.

Une partie des traits de cette ébauche monographique du tænia est empruntée, on le voit, à l'observation de faits patents et qui tombent sous l'application de nos sens; les autres faits, ceux qui échappent à une constatation directe, parcequ'ils s'accomplissent dans le mystère du milieu dans lequel séjourne et vit le ver, sont en si pleine concordance avec les premiers qu'on peut les affirmer avec une égale assurance d'être dans le vrai. La chaîne du tænia ne peut être devenue ce que nous la voyons que par la voie des procédés d'aggrégation que je viens de décrire, et en passant par les phases du travail combiné et continu d'élimination et de régénération que j'ai exposées. L'état comparatif des éléments qui la composent, leur agencement réciproque, l'ordre selon lequel ils y sont constamment rangés, tout montre qu'il ne peut en être qu'ainsi. C'est à l'aide d'une simple déduction logique, la révélation de l'inconnu par le connu. Au reste, ce qui rend encore plus plausible cette interprétation des faits et la conclusion générale qui en ressort touchant la constitution du tænia, c'est qu'elle renferme une explication rationnelle et normale de tous les phénomènes de l'existence du ver. J'ai mis en relief les non-sens, les invraisemblances, les impossibilités auxquelles se sont heurtés les solitaristes; on a vu par quelles contradictions mutuelles se sont entre-choqués ces fauteurs d'une même doctrine; on sait enfin à quelles hérésies anti-physiologiques, à quelles solutions extrà-naturelles la nécessité de soutenir à tout prix leur hypothèse conçue à priori a entraîné ces hommes de science et de talent. Dans l'opinion que je propose, au contraire, les organes dont est sans conteste aucune dôté l'animal reprennent leurs vraies et accoutumées fonctions, les produits de ces organes reçoivent leur emploi ordinaire; en un mot, tous les problèmes difficultueux, toutes les solutions exceptionnelles disparaissent ou deviennent inutiles.

Je l'ai déjà dit, et qu'on le croie bien, loin de moi la prétention de venir donner le dernier mot sur cet être singulier et si mal connu qu'on nomme tænia, ou ver solitaire. Ce que j'ai voulu, c'est, tout en m'efforçant de lever moi-même un coin du voile, inciter de plus habiles et de mieux placés que moi à l'écarter en entier. Persuadé que les aperçus nouveaux ou, du moins, inédits à l'exposé desquels je me suis livré dans cet essai forment un acheminement notable vers ce but, j'ai cru que c'était assez qu'ils missent une partie de la vérité en lumière pour valoir de n'être pas perdus pour la science. Aussi bien, ma fréquentation du tænia si prolongée et si intime, que l'on me passe ce langage, m'a mis surabondamment en mesure de reconnaître et peut-être aussi de démontrer ce qu'il n'est pas. Je n'ose espérer, il faut bien que je l'avoue, avoir d'aussi près approché du succès quand j'ai cherché à apprécier ce qu'il est bien réellement et à le rendre évident pour autrui comme pour moi-même. Mais je puis croire avoir accompli une œuvre utile si j'ai réussi à détruire dans les esprits la croyance à l'histoire du tænia telle qu'on nous l'a faite jusqu'ici. Ne faut-il pas que le terrain soit déblayé avant qu'on ne procède à la construction d'un nouvel édifice? A d'autres, maintenant, à ceux qui ont en eux et autour d'eux ce qui m'a manqué, à ceux-là de nous faire connaître le vrai tænia, à eux d'élever l'édifice dégagé de la fantasmagorie sous laquelle l'ont, selon ma conviction, déguisé leurs prédécesseurs. Si les hommes qui, dans le passé, ont appliqué les artifices du grossissement à cette étude n'y ont rencontré que de trompeuses images, s'ils n'ont obtenu que des reflets trop divergents pour qu'ils puissent être fidèles, la faute en fut, sans doute, ou aux instruments eux-mêmes, ou au défectueux emploi qu'on en fit, à l'une et à l'autre cause en même temps. Mais de bien grands progrès se sont accomplis depuis. Les instruments sont devenus meilleurs et, ce qui est arrivé surtout, c'est que les instruments précis et sûrs se sont multipliés et répandus comme cela n'avait jamais eu lieu encore. Leur usage a reçu une extension beaucoup plus large et on l'a consacré à une bien plus grande variété d'objets; de sorte que le nombre et l'habileté des explorateurs se sont simultanément accrus. A ces causes actives de perfectionnement, à ce surcroît de garanties s'est jointe l'influence de la révolution qui a radicalement changé la direction de l'esprit scientifique. Jadis, en effet, existait une source générale et féconde d'erreurs et d'illusions; les savants étaient, autant que le vulgaire même, épris du merveilleux. Plus un fait offrait d'étrangeté, plus il leur semblait digne de prendre rang dans les fastes de la science. On conçoit qu'avec de telles dispositions, leur imagination vint amplement en aide aux étonnantes apparitions du microscope. Le temps où cet esprit présidait aux investigations scientifiques et, nommément, aux recherches en histoire naturelle, n'est pas encore très-loin de nous. Or, quel sujet fut jamais plus propre à le surexciter que le ver solitaire? Un prestige mêlé de frayeur a toujours et partout environné cette figure monstrueuse. Il y avait dans les choses surprenantes et redoutables qu'on en racontait, et qui étaient tenues pour vraies par tout le monde, plus qu'il n'en fallait assurément pour préparer la voie à d'autres prodiges. Ne nous étonnons donc pas qu'à l'aide d'une crédulité ainsi disposée, on ait vu à travers le microscope tout ce que nous savons. Mais il en est bien différemment aujourd'hui. Les explorations se font sous le contrôle toujours éveillé dans la pensée de leurs auteurs d'une critique saine et sévère, qui est comme un sens nouveau né de la méthode philosophique moderne. On cherche le vrai, non le surprenant. Il est temps qu'on procède sous ces sages auspices à une nouvelle étude du tænia; il faut que son histoire naturelle soit révisée par des hommes affranchis des tendances décevantes qui en ont faussé jusqu'ici toutes les notions. Il le faut, parcequ'il importe qu'en ce qui le concerne comme en toutes choses le vrai remplace le faux; il le faut, car l'honneur de la science exige qu'un être qui vit par rapport à l'homme dans l'immédiate proximité du parasitisme ne soit pas plus long-temps méconnu, défiguré, transfiguré. Quoi! toutes les productions de la nature, tous les êtres de la création, tout ce qui est, en un mot, sujet d'histoire naturelle, tout cela est l'objet incessant des investigations les plus persévérantes, des études les plus attentives! On s'évertue à parfaitement connaître ce qu'ils sont, non en vertu de l'intérêt qu'y peut avoir l'humanité par un côté quelconque d'utilité et d'application, non eu égard au bien qu'elle en peut retirer ou au mal qu'elle peut avoir à en craindre, mais dans le seul but de faire qu'ils soient connus. On scrute un à un avec un soin rigoureux les plus infimes comme les plus considérables, les plus inutiles comme les plus précieux, et cette curiosité s'applique à ceux qui sont les plus étrangers à l'homme et les plus éloignés de lui au même titre et avec une intensité égale à celle qu'elle déploie quand elle explore ceux qui l'avoisinent du plus près et sont le plus mêlés à sa vie. C'est, on pourrait même le dire, sous bénéfice d'inventaire que s'accomplissent ces recherches et ces travaux, car chaque objet ne reçoit son nom définitif, n'obtient sa place immuable dans la classification, on ne lui assigne, enfin, son droit irrévocable de cité dans un des cadres du grand répertoire des œuvres de la création, que le jour où leur résultat et leurs conclusions ont été acceptés et sanctionnés par les jurys de la science. Et, ici, quand il s'agit d'un animal dont l'existence se confond, pour ainsi dire, avec celle de l'homme, quand il est cas d'un être qui constitue une de ses maladies, au lieu d'examiner et d'approfondir, on s'immobilise avec entêtement dans la contemplation de l'image naïve gravée dans les esprits par sa première vue; on s'oublie dans une tradition qui, pleine d'énormités et saturée d'invraisemblances, raconte, sans que cela provoque chez ses propagateurs un mot de doute ou de surprise, qu'un ver qui n'a guère plus que la largeur et l'épaisseur d'un fêtu possède une longueur qui distance de beaucoup celle de la plus gigantesque baleine de l'Océan. Cette tradition s'est, en quelque sorte, stéréotypée dans les croyances; les écrivains qui se succèdent la perpétuent, non-seulement sans la contrôler, mais en ne voulant pas même souffrir que d'autres la discutent. Si, en effet, le bon sens étonné de quelques-uns veut de loin en loin faire entendre une protestation timide et trop peu persistante, si on tente de dépouiller cette espèce de mythe des oripeaux moitié effrayants, moitié grotesques dont l'ont drapé de longue-main des imaginations émues; si, par hasard, il se rencontre un incrédule qui s'essaie à réduire à sa vraie taille ce colosse impossible, on tombe, disent-ils, dans une *erreur profonde,* on est dupe d'un *mauvais exemple.* Il est donc temps, encore un coup, que l'on apprenne décidément de quel côté sont l'illusion et la méprise. J'ai fait, dans l'objet de l'établir, autant qu'il a dépendu de moi. Mais, si la démonstration n'est pas jugée complète et si le mystère de l'organisation du tænia est de ceux que le microscope seul peut percer, qu'il devienne donc le sphinx de cette vieille énigme! Notre temps possède des hommes que leur renommée dit assez sagaces, à la fois, et assez circonspects pour relever l'instrument des erreurs du passé, aussi bien que pour rendre vaines des suspicions qui, dans la chaleur de discussions académiques contemporaines, ont été déversées sur lui. Au premier rang de ces explorateurs qui font de la micrographie véridique, de la micrographie sans fantômes et sans chimères, marche, quoique jeune encore, un savant que le respect dû à sa modestie m'interdit de nommer ici sans son aveu. Que celui-là dévoile au monde médical, si elle gît encore dans le secret, la véritable, l'intime organisation du *ver solitaire;* il ne pourra offrir à l'Académie de Médecine, dépositaire naturel de cette importante révélation, un plus digne don de bienvenue pour sa récente admission dans le sein de la docte assemblée.

II.

DE QUELQUES-UNS DES EFFETS DU TÆNIA SUR L'ORGANISME.

On pourrait, sans tomber dans l'exagération ou dans la recherche, dire que le ver solitaire a été l'enfant gâté de l'erreur, car il est bien peu d'objets de l'observation et de l'étude humaines sur lesquels il en ait été autant accumulé. L'erreur engendre l'erreur; aussi, la plupart de celles qui ont eu cours relativement aux effets résultant de la présence du tænia dans l'intestin étaient-elles issues très-directement de celles qui régnaient touchant l'organisation de l'entozoaire. Je n'ai pas l'intention de me livrer à une récapitulation complète de tant de fables surannées; ce serait un vain étalage de l'érudition que peut s'approprier quiconque voudra feuilleter comme je l'ai fait les vieux écrits sur la matière. J'ai entrepris ce petit travail en des vues ayant plus d'utilité pratique et plus d'actualité; et, de ces croyances erronnées, je ne veux signaler que celles qui n'ont pas tellement perdu tout crédit qu'elles ne puissent, en bien des cas encore, exercer sur l'assiette d'un diagnostic difficultueux une trompeuse et fâcheuse influence.

Des immenses dimensions du ver, dimensions que, sans aucun doute, on a bien souvent exagérées, on concluait à l'immensité de ses besoins, à l'énormité de sa consommation. On croyait qu'il dérobait à l'homme dans les entrailles duquel il était logé les aliments que celui-ci ingérait pour son propre entretien. De là était née l'idée que l'appétit de la personne ne pouvait jamais se satisfaire. Aussi, tous les auteurs se répétaient-ils successivement et invariablement, disant que l'homme atteint du tænia était en proie à une faim insatiable. On ne prétend plus, il est vrai, comme on l'affirmait jadis et n'aguère encore, que le ver solitaire s'attaque à la substance même des chairs, qu'il entâme les tuniques du tube digestif, qu'il ruine ainsi la constitution de l'individu et cause de la sorte son amaigrissement. Mais on n'a pas cessé de compter l'excès et la persistance de l'appétit au nombre des symptômes morbides de l'existence du tænia. J'en pourrais puiser des preuves nombreuses dans les écrits spéciaux de date peu ancienne; il suffira, je le crois, que je cite un texte emprunté au livre qui est le tableau le plus complet de l'état de la science moderne sur le sujet, le livre *du Tænia ou ver solitaire,* par le docteur Mérat. Cet helminthologue, dans son énumération des signes caractéristiques, dit : « L'appétit est inégal, » mais le plus souvent fréquent, fort vif et renaissant subitement. » Or, rien ne me semble moins fondé, moins autorisé par l'expérience qu'une telle assertion. J'ai, sur ce point, interrogé expressément et avec la plus grande attention tous les individus par qui j'ai été consulté et qui, par mes soins, ont été délivrés du tænia; je n'en ai pas trouvé un seul qui m'ait déclaré avoir ressenti cet appétit exagéré et persévérant; presque tous, au contraire, m'ont dit avoir perdu celui qu'ils possédaient préalablement. En ce qui me concerne, je puis ajouter que, durant le temps assez long que je l'ai porté, je n'ai pas éprouvé un seul jour le sentiment de la faim. Je pense donc fermement qu'en fait il y a, à cet égard, erreur d'observation, et, de plus, j'estime que, rationnellement, cela ne peut pas être comme on le soutient. Un individu n'est pas affecté du tænia sans que sa santé soit plus ou moins altérée; et c'est, en outre, l'appareil de la digestion qui supporte les atteintes directes et immédiates du mal ; c'est en lui que se passent les troubles et c'est lui qui subit les dérangements les plus communs. L'appétence d'aliments qui est et doit, physiologiquement, être un attribut de la santé et témoigner, en particulier, de l'intégrité des organes chargés de l'acte principal de la nutrition, me paraît radicalement incompatible avec un pareil état de l'organisme. Évidemment, on a traduit par le nom d'appétit le sentiment de faiblesse, d'allanguissement qui accompagne tant de maladies et que produisent plus spécialement encore que beaucoup d'autres celles qui ont pour siège le tube digestif. C'est donc mal à propos que l'on a admis l'existence de ce symptôme, et ce n'est là qu'une supposition de nature à embarrasser l'esprit du praticien en cherche du diagnostic dans un cas équivoque. Ainsi, abandonnons au vulgaire cette croyance gratuite et le dicton proverbial qui en est dérivé.

De même, on n'a pas pu croire que la terrible armure dont on a gratifié l'animal demeurât inoffensive. Non seulement dans les ouvrages vieillis, mais encore dans les écrits récents, les auteurs, en donnant la description des effets du tænia, mentionnent *des picottements, des tiraillements, des douleurs dans la région de l'épigastre, autour du nombril* (Mérat), *du déchirement dans l'abdomen* (Hip. Clocquet). Ils admettent, on le comprend bien, que *la trompe, les crochets,* et autres engins sont les instruments de ces violences, dont, pour le dire en passant, aucune autopsie ne révéla jamais la plus légère trace. Il arrive, assurément, que des personnes qui ont le tænia éprouvent des sensations de ce genre. Elles sont communes, notamment, chez celles qui souffrent d'affections nerveuses, et ces affections peuvent coïncider et coïncident, en effet, quelquefois avec lui. Mais c'est à elles, non à lui, qu'il faut les imputer quand la concomitance a lieu. Les porteurs de tænia chez qui n'existe pas cette complication n'expriment pas en de semblables termes leurs impressions de souffrance, et l'on se tromperait fort si, considérant ces révélations là comme caractéristiques, on ne croyait à la présence du parasite que lorsque les malades accusent ces effets douloureux. Il est donc fâcheux que ces signes soient donnés pour normaux (je puis même dire pour constants puisqu'on les trouve dans toute description symptômatologique), car ils font le plus habituellement défaut. La vérité est qu'ils n'appartiennent pas au tænia. Il n'y a donc qu'inconvénient à les faire figurer dans le groupe de symptômes qui lui est propre, puisque cela ne peut porter d'autre fruit que la confusion et la méprise. J'en dois dire autant du prétendu sentiment de *reptation,* de celui d'*ondulation,* que l'on énumère aussi toujours et auxquels, même, on accorde une signification plus formelle. En admettant que le tænia ondule, en supposant, ce qui est beaucoup moins bien démontré, qu'il rampe, l'énonciation de ces faits serait sans valeur aucune dans la bouche des malades. L'intestin grêle, que le tænia habite, ne ressortissant pas du système nerveux de la vie de relation, ils ne pourraient percevoir ces sensations qui, dans l'ordre physiologique, appartiennent aux impressions toutes légères et superficielles *du toucher,* d'une façon assez distincte et assez lucide pour les qualifier avec une précision si exacte. Si ce que l'on dit était vrai, chacun de nous suivrait pas à pas le bol alimentaire dans son parcours intestinal ; nous assisterions à toutes les phases successives du travail de la digestion ; et nous n'en avons pas plus conscience que si tout cela s'opérait hors de nos organes. Il n'y a que les individus tourmentés par les névroses, il n'y a que les hypochondriaques, les hystériques, qui profèrent ces plaintes sur l'ondulation et la reptation ; les mettre au compte du tænia, c'est ajouter au tableau des signes à lui afférents des traits qui lui sont étrangers. Cette fois encore, on a érigé en faits positifs des présomptions déduites de la forme du ver et des mouvements qu'on a supposé être les siens ; on a tiré de son habitude extérieure et des actes vitaux que semble comporter sa structure des conclusions arbitraires sur les effets de sa présence dans le tube intestinal. Quant à la dilatation de la pupille, la démangeaison aux ailes du nez, la pâleur de la face, les coliques, l'amaigrissement et autres indices analogues, qu'en dire, sinon qu'on les observe dans vingt autres états pathologiques et qu'ils peuvent, par conséquent, servir d'éléments et de base à vingt diagnostics différents ? Ce qui revient à dire qu'ils n'en peuvent éclairer particulièrement aucun.

Mais il est quelques autres signes qui, d'après mes observations, ont plus d'importance et se présentent plus normalement chez les personnes qui ont le tænia. C'est, d'abord et contrairement à l'opinion généralement reçue, la perte de l'appétit et, plus encore, une grande inégalité dans les dispositions, de même que dans l'accomplissement du travail de la digestion. Ceci n'est point absolu et pathognomonique, sans doute ; on le voit aussi en d'autres maladies, on le voit, principalement dans les affections abdominales, non fébriles et chroniques. Mais c'est moins saillant, moins accusé, et les troubles, les ébranlements qui affectent le tube digestif sont moins étendus et moins prononcés dans ces maladies inhérentes aux tissus qu'ils ne le sont quand ils ont le tænia pour cause. Dans ces états morbides, les alternances extrêmes, ou n'ont pas lieu, ou ne sont pas, à beaucoup près, aussi fréquentes, aussi subites et aussi fortement caractérisées. Si, par exemple, les malades ont de la constipation ou de la diarrhée, elle persiste, d'ordinaire, elle est permanente, obstinée même ; ou bien, si cela change, ce n'est pas soudainement et, surtout, chacun de ces symptômes ne cesse pas pour être brusquement remplacé par l'état opposé. Or, c'est justement là ce qui arrive avec le tænia ; ces vicissitudes sont, pour ainsi dire, de tous les jours, de tous les instants. Cela constitue, assurément, un trait essentiellement distinctif. Il est un autre signe non moins spécial que celui-là et que j'ai constaté chez la plupart des individus. A certains jours, et particulièrement le matin, à jeûn, ils se sentent péniblement affectés d'un état cardialgique et nauséeux qui a de l'analogie avec le sentiment d'angoisse précurseur du vomissement, mais qui en diffère par un moindre degré d'intensité et d'urgence ; bientôt arrivent des éructations énormes et très-bruyantes, qui sont suivies d'un soulagement marqué. On dirait que de grands volumes de gaz, destinés à s'éliminer par l'anus, ont du rebrousser chemin devant un obstacle oblitérateur du conduit, et s'échappent ainsi violemment par l'issue inverse. Ces crises pénibles et renouvelées de péristaltisme à rebours cessent avec l'expulsion du tænia, de même que, très-positivement, elles n'avaient jamais lieu chez ces personnes avant qu'elles n'en étaient affectées. Il en était donc seul le provocateur et la cause. Je ne prétends pas, encore un coup, que les phénomènes sur lesquels j'appelle en ce moment l'attention ne puissent jamais émaner d'un autre état morbide ; mais, dans les conditions et avec les proportions que j'ai indiquées, cela est rare, certainement. Ils n'ont point, du moins, le caractère banal de la plupart de ceux qu'énumèrent les auteurs, et je ne crains pas de dire que, lorsqu'on les trouve réunis dans un même cas, on peut voir en eux l'affirmation à peu près certaine de l'existence du tænia.

Eux seuls ont donc assez de portée pour équivaloir et suppléer à celui que les auteurs, avec raison, donnent exclusivement pour infaillible, c'est-à-dire à la sortie de fragments ou d'anneaux isolés de l'entozoaire. Or, cela les rend éminemment précieux, car ce dernier signe, ou manque parfois, ou, tout aussi souvent, existe sans que le médecin et le malade lui-même en aient connaissance. Il y a de cela une cause utile à signaler, c'est que cette sortie des zoonites ne s'opère pas en tout temps et en toutes circonstances, indistinctement. Elle a lieu, au contraire, en des temps spéciaux et sous des influences particulières que personne n'a encore déterminées et sur lesquelles, cependant, il importe que chacun soit fixé, puisqu'elles servent de guide pour la constatation d'un point de diagnostic aussi décisif. Semblablement à plusieurs des vicissitudes dont j'ai parlé au paragraphe précédent, c'est sous l'action des phénomènes météorologiques, aux jours de mauvais temps et à l'approche des orages, lors des fortes perturbations athmosphériques, et aussi dans les phases lunaires, que ces évacuations partielles du tænia s'accomplissent. Il résulte de là que, même dans les cas où l'on soupçonne son existence, il peut aisément arriver que la vigilance de l'homme de l'art et celle du malade soit longtemps trompée, parce qu'elle ne s'exerce pas en des moments opportunément choisis; il s'écoule, en effet, de longues séries de jours sans que pas un ver s'échappe, soit séparement, soit confondu avec les déjections; tandis que, par un mode ou par l'autre, et même par les deux simultanément, il en sortira, sous la pression de quelqu'une des influences extérieures dont j'ai parlé, des masses dans une seule journée. En ces circonstances se renouvelle également une manifestation symptômatique à laquelle les helminthologues, qui pourtant la mentionnent tous, sont loin d'avoir attribué son véritable sens; c'est la démangeaison que les porteurs du ver ressentent à l'anus. En termes vagues et sans rien spécifier, ils la comptent tout uniment dans leur longue catégorie de symptômes. Mais il me paraît qu'elle reçoit des conditions sous lesquelles elle se reproduit bien plus de valeur que ne lui en donne ce langage ambigu et sans précision. C'est que ce n'est pas là non plus un fait ordinaire et journalier. Ceux qui ont le tænia éprouvent cette sensation, non comme le laissent entendre et semblent le penser les auteurs, par l'effet seul et direct de la présence du ver dans l'intestin, mais par l'effet du passage des zoonites à travers l'anus. Elle devient donc ainsi, aux jours où elle affecte les malades, comme un signal, un avertissement à la faveur duquel la question du diagnostic peut être immédiatement et à coup-sur résolue. Il ne suffit pas de nombrer les signes, il faut aussi les interpréter.

Pour moi, j'atteste que l'étude de ces particularités m'a été d'un grand secours et, si je les signale à l'attention des praticiens, c'est parce qu'elles ont souvent éclairé ma marche en des cas obscurs et douteux·

III.

Autrefois, le médecin qui voulait fixer ses idées sur le traitement du ver solitaire rencontrait le même embarras, exactement, que lorsqu'il s'efforçait d'acquérir des notions précises sur sa symptômatologie, l'embarras de la surabondance ; et ce serait une fastidieuse énumération encore que celle des substances par l'emploi desquelles on tentait d'obtenir son expulsion. « Le nombre en est grand, écrivait Bréra vers » la fin du siècle dernier, parce que plusieurs ont été fréquemment » inefficaces. » Il y aurait à compter, ou peu s'en faudrait, tous les médicaments que renfermaient les bocaux des pharmacies, et, même, devrait-on y ajouter une longue liste d'antidotes fournis par la médicine vulgaire. Quelques-uns de ces médicaments avaient fini par conquérir une préférence marquée sur la foule des autres ; c'étaient : l'huile de ricin, l'étain, les mercuriaux, l'eau froide et les eaux minérales, le gaz acide carbonique, l'éther sulfurique, c'était, enfin et surtout, la racine de fougère administrée seule ou, ce qui avait lieu le plus souvent, combinée avec différentes substances végétales ou minérales, avec l'éther et des purgatifs, préférablement. Parmi ces diverses méthodes de traitement, certaines avaient joui d'une si grande réputation que, leur composition ayant été tenue secrète par leurs inventeurs ou soi-disant tels, il se trouva des gouvernements qui en firent l'acquisition à des prix élevés ; c'est ainsi que celui de France acheta, sous Louis XVI, le remède Nouffer, et que les préparations vantées par Alston et Mathieu devinrent la propriété des gouvernements d'Angleterre et de Hollande.

Ces remèdes réussissaient parfois ; mais, de l'aveu de tous, ils ne triomphaient jamais seuls et ne déterminaient jamais l'expulsion du ver qu'à grand renfort d'auxiliaires et de temps. Le traitement durait souvent quinze jours, un mois et davantage ; un jour s'évacuait un fragment, et quelques jours après un autre était éliminé. Les médicaments appelés à appuyer la préparation vermifuge proprement dite,

qui étaient, comme je viens de le dire, des purgatifs, s'administraient
avant et après elle. Un régime spécial était aussi préparatoirement prescrit. De plus, on était bien des fois obligé de recourir à l'emploi de procédés mécaniques, à la traction, par exemple, pour aider à l'action
insuffisante des remèdes. On voit combien était incertaine et précaire la
thérapeutique alors consacrée au tænia, et combien devait être grande, en
vertu même du nombre des systèmes entre lesquels il avait à opter, la
perplexité du médecin à qui incombait la tâche difficile de vaincre un
ennemi tant redouté avec des armes si peu sûres.

Ce fut donc une grande fortune pour la médecine pratique que la
découverte d'un moyen que l'on put, dès les premières épreuves au-
thentiques auxquelles il avait été soumis, proclamer à juste titre infaillible. Cette satisfaction vivement désirée lui advint enfin le jour où
Gomez, Bourgeoise et Mérat publièrent de longues séries d'observations qui attestaient le succès constant et prompt de l'écorce de racine
de grenadier. C'était, ainsi que je l'ai déjà dit aux premières lignes de
cet écrit, une réhabilitation ou, plutôt, une résurrection du remède,
du moins quant à son emploi en Europe, car, dans les Indes où l'on
venait de le retrouver, la tradition en avait été de temps immémorial
conservée. On rencontre, il est bien vrai, dans quelques auteurs, notamment dans le livre d'Andry qui parut dans les premières années du
xviiie siècle, ainsi que dans le Dictionnaire de Chomel, de Lyon, des
traces de l'usage du grenadier comme vermifuge ; mais ils ne disent ni
l'un ni l'autre à quelles parties de l'arbuste il fallait emprunter l'écorce,
que pourtant Chomel désigne nominativement. Quoiqu'il en soit, aux
difficultés et à l'incertitude qui avaient si longtemps pesé sur la pratique
avaient succédé la confiance et la sécurité. « Les sociétés savantes,
» dit Mérat, les réunions médicales, les journaux scientifiques, retenti-
» rent de l'éloge de ce moyen et sa réputation devint bientôt populaire.
» Ce fut un enthousiasme général et tel que n'en obtint jamais aucun
» médicament. » Rien n'est plus vrai ; ces sentiments étaient passés des
hommes de l'art au public lui-même. On ne parlait plus depuis ce
temps avec la même épouvante de ce ver qui jadis en inspirait tant,
chacun se sentant rassuré par l'indubitable réussite de la médication
actuellement connue. Cette situation a duré quinze ou vingt années.

Mais y a-t-il quelque vérité à l'abri du doute ou de l'oubli ? Ce qu'on
peut affirmer, c'est que l'âme convaincue et, il faut le dire, justement
convaincue, de Mérat a du s'émouvoir si certaines propositions témé-

raires et mal sonnantes sont parvenues jusqu'à elle. Personne, il est vrai, n'a directement et littéralement tenté de mettre en question les vertus si puissamment spécifiques du grenadier; mais, en préconisant avec exaltation d'autres médicaments tænifuges, on a implicitement travaillé à ébranler la foi qu'il inspirait, on a porté une grave atteinte à la tranquillité dans laquelle, sous la garantie de son renom d'infaillibilité, médecins et malades s'étaient accoutumés à vivre. Il y a deux remèdes en faveur desquels une active croisade a été principalement organisée; ces deux remèdes sont : le Darbon et le kousso. On a, d'autre part, cru devoir réhabiliter des médicaments anciennement usités et leur restituer dans la pratique la préférence sur le grenadier, en faveur duquel ils avaient, par les plus excellents motifs, été délaissés depuis longtemps. Que les commerçants en kousso d'Abyssinie le glorifient et multiplient les réclames en l'honneur d'une substance qu'ils vendent à très-haut prix et non sans de beaux bénéfices, vraisemblablement, cela se conçoit sans peine; qu'ils trouvent aussi des voix complaisantes et prêtes à entonner avec eux et pour eux ses louanges, cela ne se comprend que trop bien encore. Que ceux qui ont la vente du remède de Darbon agissent de même au profit de ce mystérieux anthelmintique, et qu'ils soient également assez habiles et assez heureux pour faire sonner bien haut à sa gloire les trompettes de la renommée, il n'y a pas davantage lieu de s'en étonner. Quant aux essais de réhabilitation des vieux arcanes abandonnés, ils s'expliqueraient par un autre ordre de causes, s'il était utile de chercher à s'en rendre raison.

Ce qui surprend et afflige, c'est que des hommes de premier rang, qui ont une réputation égale de savoir et de loyauté, praticiens consommés, professeurs éminents, des hommes de qui il n'est pas permis de penser que les travaux si répandus, et, en même temps, si probants, si dirimants de Gomez, de Bourgeoise, de Mérat, leur soient restés inconnus, livrent à la publicité des paroles ou des écrits dont l'effet doit être de rabaisser dans l'opinion la valeur médicatrice du grenadier, et vantent, eux dans la bouche ou sous la plume de qui tout est enseignement, tout devient règle de conduite, comme ses rivaux et ses supérieurs même, des tænifuges qui ne devraient plus lui être même comparés. La portée de ma voix est bien restreinte, je le sais et le sens profondément, pour détruire l'effet nuisible produit par la manifestation de ces hautes préférences. Mais le faible est-il plus que le fort privé du droit ou affranchi du devoir d'étayer la vérité ébranlée?

D'ailleurs, la somme du bien et la somme du mal engagées dans ce
débat sont grandes, et cette considération, du moins, me donne le
droit d'espérer qu'en dépit de l'obscurité de sa source, une protestation dont les motifs sont pris dans les faits d'une longue expérience
pourra éveiller des échos puissants. Plus d'une pensée juste et d'utile
application, déposée de prime-abord au sein d'un étroit auditoire,
a franchi ces limites resserrées et conquis une notoriété et une diffu-
sion fécondantes (*).

Heureusement aussi, quelle que soit l'autorité des hommes, même
quand ils occupent les sommités de la science et de la renommée, l'autorité des faits est plus grande encore. Interrogeons donc les faits et
voyons s'ils parlent, en ce qui a trait à la thérapentique du tænia,
comme ont parlé ou écrit certains d'entr'eux, ou, plus véritablement,
s'il n'y a pas entre le langage des faits et le langage de ces hommes, si
légitimement écoutés et suivis d'ordinaire, discordance et contradiction
manifestes.

Un des premiers, il y a quelques années, Martin Solon, faisant un
rapport officiel sur le kousso, prétendit, à l'étonnement de tous ceux
qui, par les observations d'autrui comme par leur propre expérience,
savaient ce que vaut le grenadier en qualité de tænifuge, que le kousso
le surpasse en efficacité. A son tour, M. le professeur Grisolles, dans
son *Traité élémentaire et pratique de pathologie interne,* 4ᵉ édit. -
1850, ouvrage considéré comme classique et qui est dans les mains de
tous les élèves et dans celles de tout praticien qui veut être pourvu
d'un guide réputé sûr, après avoir indiqué le mode d'emploi du grenadier, ajoute : « Il paraît cependant que, parmi les tænifuges connus,
» deux surtout ont une efficacité hors ligne ; ce sont le remède Darbon
» et le kousso.—Le Darbon, administré à la dose de 300 à 400 grammes,
» entraine le ver en quatre ou cinq heures. — Le kousso est rare et
» très-cher, etc. » Enfin, M. le professeur Trousseau, auteur d'un

---

(*) Des précédents qui me sont personnels autorisent eux-mêmes cette espé-
rance. Quand, autrefois, j'écrivis sur le Maïs, et, plus tard, sur la Méningite
cérébro-spinale épidémique, j'étais loin de m'attendre à voir ces modestes travaux signalés jusque dans les traités ex-professo et les livres classiques sur les
mêmes sujets. Or, ils sont mentionnés par tous les auteurs qui s'en sont ultérieurement occupés.

traité spécial de thérapeutique, dans une de ces leçons cliniques, si re-
cherchées et que lisent avec empressement ceux qui ne peuvent pas les
entendre, racontait naguère l'histoire d'un homme qui portait encore
le tænia après avoir, disait-il, pris en Afrique, où il avait servi, différents remèdes au nombre desquels il faisait figurer le grenadier et le
kousso, sans qu'il en fut résulté d'autre effet que la sortie de quelques
fragments du ver. M. Trousseau, voulant *attaquer ce tænia par la
médication qui lui paraît la plus puissante,* lui administra *l'extrait éthéré de fougère mâle,* et voici comment se passèrent les
choses : « La veille, demi-diète. Le matin, de demi-heure en demi-
» heure, 20 grains ou 1 gramme de l'extrait, en bol ou délayé dans
» un peu d'eau ou de confiture, jusqu'à concurrence de 4. Demi-heure
» après le dernier gramme, sirop d'éther à très-haute dose, 80 gram-
» mes d'un coup, dose considérable, observe-t-il, mais inoffensive.
» Une heure après le sirop, deux ou trois pastilles de calomel ; en même
» temps, 2 ou 3 grammes de jalap en poudre, et 15 à 20 grammes
» d'huile de ricin, ou 2 à 3 gouttes d'huile de croton tiglium. Une
» énorme quantité de tænia fut rendue ; comme il a été brisé et n'a
» pas été expulsé en entier, il y aura lieu, après quelques jours de
» repos, de revenir à la médication tænifuge. Des essais comparatifs,
» continue le professeur, entre cette méthode et l'emploi, soit de la
» poudre d'étain, soit de l'huile de thérébentine, préconisés (à nouveau)
» par Graves de Dublin, lui ont appris que l'extrait de fougère mâle
» est le meilleur (*). » Je m'abstiens ici des commentaires dont serait
susceptible cet exposé. Je me demande seulement auquel, de tous ces
médicaments, de l'extrait de fougère, de l'éther et du sirop d'éther,
du calomel, du jalap, de l'huile de ricin ou de celle de croton tiglium,
tous réputés tænifuges et ayant été employés comme tels, il faut faire
honneur de cette expulsion si laborieusement et pourtant si incomplè-
tement obtenue.

On a vu, par les appréciations de M. Grisolles textuellement reproduites, quel est le degré de puissance tænifuge des médicaments que
ce professeur proclame préférables à tous autres, au grenadier particulièrement ; et, par l'exposé textuel aussi de M. Trousseau, on est en
mesure de juger de ce que peut, à pareil titre, la fougère mâle, même
secondée par de nombreux et énergiques auxiliaires.

____

(*) *Gazette des Hôpitaux,* 15 juin 1857.

Or, maintenant, voici l'histoire des faits qui composent le traitement par la racine de grenadier : peu de mots suffiront pour la raconter, car elle est simple et sobre d'incidents et de variantes. La personne qui est affectée du tænia et veut s'en délivrer prend un matin, à jeûn, une décoction dans un litre d'eau de 60 grammes d'écorce de racines de cet arbuste, réduite à moitié par l'ébullition et l'évaporation, et partagée en deux ou trois doses qu'on boit à demi-heure d'intervalle l'une de l'autre. Comme le goût en est peu agréable, quoiqu'en ait dit Mérat, il est convenable de rincer sur-le-champ sa bouche avec un peu d'eau-de-vie, et de macher et avaler ensuite quelques fragments d'une substance de saveur plaisante, comme un morceau de sucre, une bouchée de bon fruit, ou toute autre ; cette précaution promptement prise a pour avantage de mettre fin à la propension au vomissement que la décoction suscite chez quelques personnes. Après demi-heure, une heure, *tout au plus* une heure et demie, à dater de l'ingestion de la dernière dose, le tænia entier, rassemblé en peloton, pour si long et si volumineux qu'il soit, est évacué à la suite et par l'effet d'un travail organique qui, eu égard aux sensations perçues par le malade, ne diffère des évacuations normales qu'en ce qu'elle est, ordinairement, précédée de quelques tranchées intestinales très-supportables. La plupart des individus se complaisent à exprimer le sentiment d'heureuse surprise que leur fait éprouver la rapidité et la simplicité de ce dénouement, car il en est bien peu dont il n'ait dépassé les espérances. Ce n'est pas une fois, ce n'est pas exceptionnellement que se passent ainsi les choses; c'est toujours, ou presque toujours, qu'elles s'accomplissent de même. Qu'on relise les observations de Gomez, de Mérat, de Bourgeoise, de beaucoup d'autres qui en ont écrit après eux, et l'on demeurera irrévocablement convaincu que, s'il n'est intervenu quelque circonstance faite pour compromettre le succès, comme, par exemple, une défectueuse administration du médicament, ses effets se sont constamment produits dans ces conditions de vitesse, de facilité et d'innocuité. Quant à moi, les ayant pris pour guides, j'ai, après eux et comme eux, réussi toujours avec la même uniformité dans l'emploi du moyen et dans ses résultats. Cette uniformité a été telle qu'il me paraît surabondant de donner le récit clinique, une à une, des vingt observations que j'ai rassemblées. Quelle force prêterait à mon affirmation le long exposé d'une série de faits, se répétant les uns les autres à peu près identiquement dans leurs circonstances essentielles, et auxquels la monotonie, et, je puis bien le dire, l'heureuse aridité de leurs détails enlèverait tout intérêt? Je dirai seulement que les individus étaient divers de condition, de sexe et d'âge, tous adultes, cependant, et plus voisins, en général, de la période moyenne que des temps extrêmes de la vie. J'ai, enfin, toujours vu le grenadier expulser le ver, non *brisé,* mais complet et intact, et, contrairement à l'assertion de Mérat qui prétend qu'il est toujours évacué mort, j'ai plus d'une fois constaté que, durant d'assez longs moments, il donnait encore des signes manifestes de vie : circonstance qui, à mon sens, ne peut être considérée que comme un témoignage nouveau de la spécificité et de la promptitude d'action du tænifuge.

Le parallèle n'est pas heureux, on en conviendra, pour la *médication qui paraît* à M. Trousseau *la plus puissante,* pour la médication par l'extrait éthéré de fougère mâle, ayant pour soutien le corps considérable et fort actif d'adjuvants que nous avons vu ; et c'est, ce me semble, un frappant et instructif contraste que celui qu'offre ce rapide triomphe obtenu avec une si grande simplicité de moyens comparé au quasi-échec amené par un tel déploiement d'efforts et un luxe si exubérant de remèdes. Quant à la prédilection de M. Grisolles pour le Darbon et le kousso, elle provient évidemment de ce que ce professeur recommandable n'était pas, quand il la témoignait dans les termes cités plus haut, suffisamment édifié sur la puissance tænifuge du grenadier. Avec le souvenir plus positif de son efficacité réelle et constante, il n'eût pas écrit que le grenadier est un *remède qui doit être répété plusieurs fois,* car il est bien rare qu'on doive y revenir une seule. Il n'eût pas dit, par comparaison avec lui, que le *Darbon et le kousso sont des tænifuges hors ligne,* car il déclare au même moment que que le premier, à la dose de 3 ou 400 grammes, n'expulse le tænia qu'après quatre ou cinq heures, tandis que le grenadier, à la dose de 60 grammes seulement, l'évacue en un espace de temps trois ou quatre fois moindre. M. Grisolles garde, outre cela, le silence sur les accessoires diététiques ou médicinaux auxquels on a très-probablement eu recours.

Ainsi, le grenadier, apprécié au point de vue pur et absolu du pouvoir médicateur et spécifique, est une substance supérieure à toutes celles que l'on voudra mettre en comparaison avec lui, et Mérat a eu cent fois raison de dire que la médecine n'en possède pas une autre dont les effets soient plus certains, dont la spécificité soit mieux établie.

Le quinquina lui-même et ses dérivés ne le surpassent pas. Là, cependant, ne sont pas tous ses mérites, et en cela ne consiste pas toute sa supériorité. Il agit, quoiqu'on en ait dit, en toutes conditions, indifféremment, et le même Mérat a, je crois, commis une erreur quand il a indiqué comme chose très-essentielle la nécessité de choisir, pour assurer le succès de son administration, le moment où, sans provocation, des fragments de tænia viennent d'être rendus par les malades. Malgré ce qu'ont de spécieux les motifs de cette recommandation, je n'y ai, pour mon compte, jamais eu égard, et, dans aucun cas, les résultats ne m'ont paru en être compromis. — D'un autre côté, aucun régime diététique préparatoire, aucune médication préalable, purgative ou autre, ne sont avec lui nécessaires; et l'on sait que, pour l'emploi de toutes les autres méthodes, ces précautions sont rigoureusement prescrites et toujours mises en pratique. En effet, évacuant aussi bien et en même temps qu'anthelmintique, le grenadier répond à l'une et à l'autre indication, il satisfait à l'une et à l'autre tâche, sans qu'il soit besoin d'appuyer son action par des adjuvants. Or, c'est un avantage dont il faut, à coup-sur, lui tenir compte, car ce n'est pas sans abreuver les malades de grands dégoûts, sans les soumettre à de bien pénibles fatigues, sans leur faire même parfois courir des dangers réels, qu'on leur prodigue, quand on use des autres préparations, avant et après elles, tant de drogues repoussantes, incendiaires ou violemment perturbatrices. — Une autre qualité précieuse qu'il ne faut point dédaigner non plus, c'est que le grenadier n'est pas, comme le dit du kousso M. Grisolles, « très-rare et d'un prix trop élevé pour les bourses pau-» vres; » il est, au contraire, fort commun, et, dans toutes les parties chaudes ou seulement tempérées de l'Europe, on peut se le procurer avec la plus grande facilité et presque toujours gratuitement. Cultivé ou sauvage, ses propriétés sont absolument les mêmes : plusieurs des personnes à qui je l'ai prescrit l'ont puisé dans les jardins des lieux mêmes qu'elles habitaient. Il n'y a pas jusqu'à cette vulgarité elle-même qui ne puisse avoir sa valeur, pour certains malades, au moins ; beaucoup d'entr'eux, et on ne peut pas dire qu'ils soient les moins sensés, prendront avec une plus grande tranquillité d'esprit une substance connue, familière, qu'un arcane enveloppé comme l'est le Darbon, par exemple, d'un mystère ténébreux et suspect.

Une dernière remarque complétera ce parallèle entre le grenadier et ses rivaux. Sous le régime des procédés de traitement suivis avant sa réhabilitation dans la thérapeutique tænifuge, les récidives étaient très-fréquentes. Par une suite naturelle des idées régnantes sur la constitution organique du tænia, on leur donnait pour cause exclusive la non-expulsion de la tête, et il était traditionnel de dire qu'il fallait par dessus tout s'assurer que celle-ci avait été évacuée. Ce qu'il y avait en cela de vrai, c'est que des parties plus ou moins considérables, appartenant à telle ou à telle autre division de la longueur du tænia, résistaient à l'action des médicaments administrés; il arrivait dans un grand nombre de cas ce que nous avons vu dans l'observation dont j'ai emprunté le récit à M. Trousseau : à savoir que, selon les expressions de ce professeur, le ver était *brisé, n'était pas expulsé en entier*, et que, certaines portions étant éliminées, d'autres demeuraient. De celles-ci sortait la reconstitution du tænia; ne suffisait-il pas, en effet, pour qu'il put renaître intégralement et se reformer tel qu'il était avant la tentative d'expulsion, qu'il fut resté un seul anneau ou zoonite adulte et contenant des œufs? Pallas ayant déposé des œufs d'un tænia trouvé chez un animal dans le tube intestinal d'un autre animal, constata quelques temps après qu'ils étaient éclos et avaient donné naissance à de petits vers du genre. Voilà le secret et l'explication des rechûtes. Mais la puissance tænifuge du grenadier est si absolue, si radicale, il expulse si complètement le ver qu'autant ces retours étaient communs autrefois, autant ils sont devenus rares aujourd'hui. Je ne sais si on en a cité aucun exemple authentiquement constaté depuis la généralisation de l'emploi du grenadier ; pour ma part, je n'en ai pas encore observé un seul cas, bien que la *tête* soit, ainsi que je l'ai déjà dit, absente sur presque tous les sujets que j'ai réunis en collection.

Que manque-t-il donc au grenadier pour être ce que M. le professeur Grisolles appelle *un tænifuge hors ligne?* Ou, plutôt, ne peut-on pas dire de lui qu'il est le seul vrai tænifuge, puisque seul il *fait fuir* devant lui le tænia, puisque seul il l'expulse, tandis que le concours des évacuants est nécessaire pour compléter et assurer l'action de tous les autres?

SAINT-SEVER, IMPRIMERIE DE P. SERRES, LIBRAIRE.

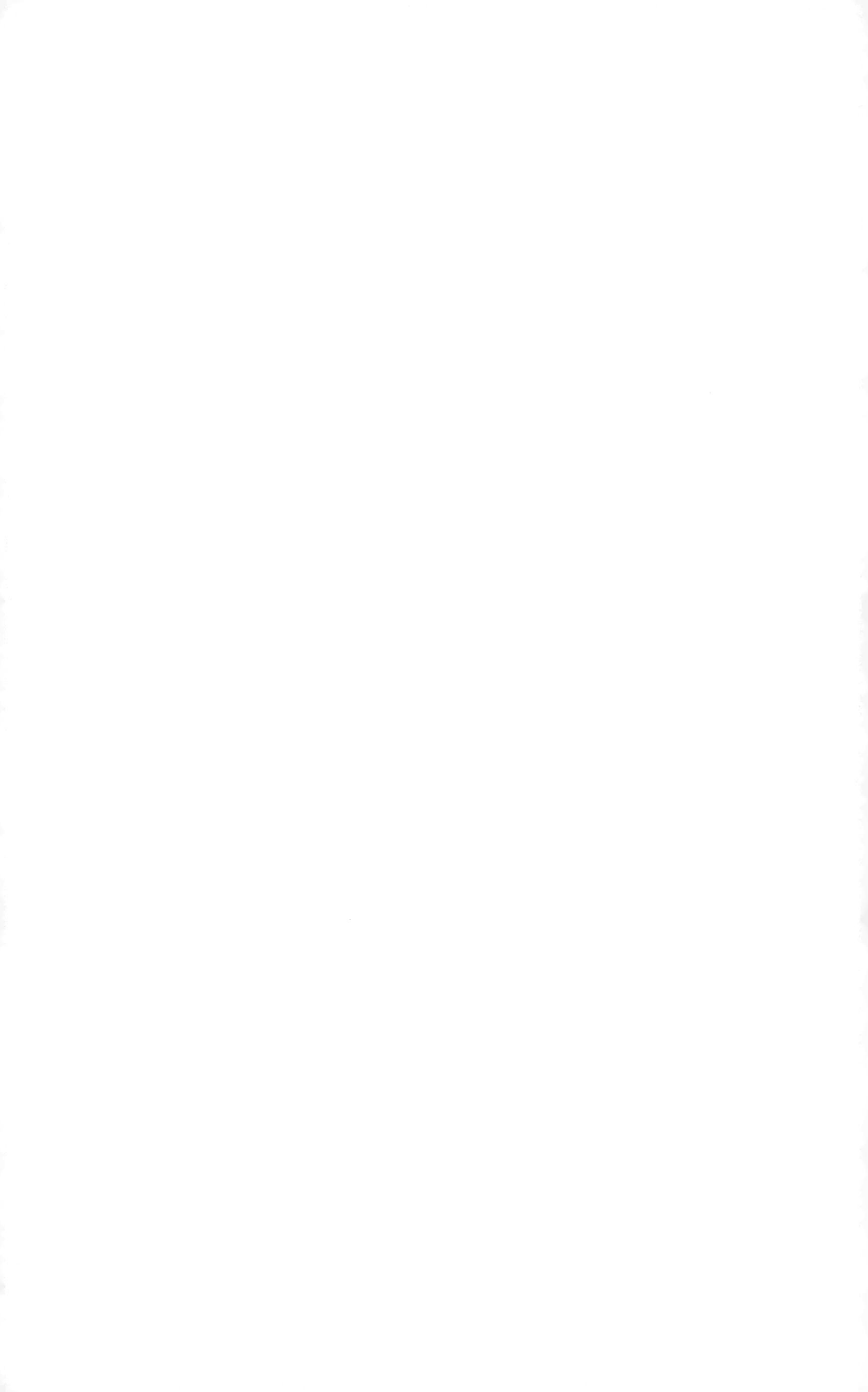